上海市健康产业发展促进协会
上海人口和计划生育宣传教育中心　组编

从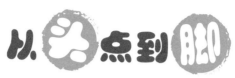点到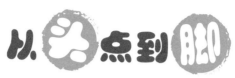
——点穴疗法
CONGTOU DIANDAO JIAO

U0295338

名誉主编

胡锦华

主　编

柳朝应　肖迪娜　杨颖华

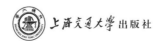
上海交通大学出版社

【内容提要】本书以中医点穴疗法为主题，即通过点穴刺激和经络传导感应来调节人体气血循环，达到调气血、理脏腑、除邪气、治病痛的功能。介绍了六种常见的点穴手法和技巧，从头点到脚，以部位列症及骨关节问题为互动重点，理论联系实际，临床辨证概述，用穴少，点按简单。同时，结合作者在临床和教学中的经典范例，解析病症点穴治疗的用法，还将古方今用，在实践中加入后人的经验配伍，通过点穴治疗快速缓解病痛。本书配以大量的穴位图和手法图，让读者一目了然，简单易学，方便实用。

图书在版编目（CIP）数据

从头点到脚：点穴治疗/ 上海市健康产业发展促进协会，上海人口和计划生育宣传教育中心组编.--上海：上海交通大学出版社，2016
ISBN 978-7-313-14948-0

Ⅰ.①从… Ⅱ.①上…②上… Ⅲ.①穴位按压疗法-图解 Ⅳ.① R245.9-64

中国版本图书馆CIP数据核字（2016）第101224号

从头点到脚
  ——点穴治疗

组　　编:上海市健康产业发展促进协会
　　　　　上海人口和计划生育宣传教育中心

出版发行:上海交通大学出版社　　　地　　址:上海市番禺路951号
邮政编码:200030　　　　　　　　　电　　话:021-64071208
出 版 人:韩建民
印　　制:上海艾登印刷有限公司　　经　　销:全国新华书店
开　　本:880mm×1230mm　1/32　　印　　张:6
字　　数:97 千字
版　　次:2016年7月第1版　　　　　印　　次:2016年7月第1次印刷
书　　号:ISBN 978-7-313-14948-0/R
定　　价:35.00元

绪 论

　　什么叫点穴，古人叫它指针。是以手指替代针灸流传于民间、山林的治病方法；虽然古未立论，但是生活实践中已证实了它巨大的治疗作用。点穴是针灸治疗学上的一大跃进，越来越被人们认可，它的特点是治疾祛痛最方便、最快捷，真正起到治未病的效果。由于这门学科具有治病范围广、疗效迅速、使用方便、不需要药物和器材、无不良反应等诸多优点，所以，越来越受到中老年朋友的信赖，并有不少学者从事这门学科的研究工作。现在电视里经常播送此类节目，使点穴疗法为大众所了解，点穴将会为人类的健康事业做出更大的贡献。

　　点穴与经络分不开。经络是人体运行气血的通道，通道内的血液载着各种营养到组织器官中，滋养机体并产生功能。所以人体的十二经脉，加上奇经八脉即是血液输送营养的"管道"，而且管道必须保持畅通。经络管道的运动，就是通过收缩和舒张进行气血循环，这一切都受到自主神经自主神经控制，而人的意识、行为对自主神经是无法控制的，只有通过穴位对其影响，穴位可以调节神经传导，特别是原穴、络穴、五输穴、背俞穴等特定穴位，起到通经活络的快捷作用。人体经络的通畅与健康呈正比，经络保健是实实在在的保健。经络能医治各种初期和中期的疾病，而且见效快、超廉价。点穴就是经络保健中的一支奇葩，只要了解了就会喜欢，因为点穴与经络保健就在中老年人每天的生活中。如运动、敲打四肢（经络行四肢，起到点穴作用）、梳头、摩摩面、揉揉腹、泡泡脚等。

点穴是指对人体穴位进行刺激，通过经络传导感应的特点来调节人体气血循环；点穴具有调气血、理脏腑、除邪气、治病痛的功能。只要你对穴位进行有效刺激，达到疏泄气滞、通畅经络的作用，使营养到达缺失的部位，痛症自然缓解。点穴＝手法＋经络穴位的特异性＝气血平衡。因此，点穴疗法是传统中医养生保健中的新秀。

中医经络学认为："痛则不通，通则不痛"。意思就是说，凡是伴有疼痛的疾病，在其经脉中必有闭塞不通的地方。源于这一规律，点穴可以改变气血运行秩序，怎样改变呢？是通过缪刺理论，"上病下治取穴，下病上治取穴，左病右治取穴，右病左治取穴，中间问题四边取穴"；还有利用经络根结理论，点按神经根，激发神经末梢，达到补虚泻实、止痛祛病的目的。点穴常用的手法有：指按法、拿法、掐法、捏法、拍打法、一指禅推法等，采用按而压之、戳而点之。点穴关键在于取穴，穴位不准、效果欠佳。所以点穴在经络学基础上，活用穴位的特异性，用经络理论来辨证论治，这样才能得心应手。在实践中，要掌握全身是穴、全身非穴的观念，以少而精的穴位，最大限度地调动人体气血平衡，激发经气到达缺失的部位，快速地疏通经络、祛风湿散淤滞，是气血平衡的关键，也是点穴中的重点部分。初学者，依书中之法，一样见效。

　　本书共分五章。第一章，经络概述，叙述十二经络的循行规律、流注规律、生理功能及应用等。第二章，点穴的常见手法，叙述点穴中常用的六种手法和技巧。第三章，从头点到脚，分 11 个部分，对一些常见病、骨关节病的治疗，有些疼痛和疾病一穴治疗见效，如小腿肚抽筋用臂中穴、落枕用外关穴、肩胛骨内侧痛用足临泣穴等；作者将多年来头践经验全部写出，而且图文并茂，方便读者应用。第四章，病症点穴治疗，是作者在 10 年教学中的范例精选，多数能有立竿见影的效果，如全身抽搐、高热不退、肾区痉挛痛、腘窝痛等。第五章，古方今用点穴，作者学习古人的精华、经验，在实践中又加入了后人的经验配伍，古今参合，补泻相成，功效益彰。如喜寐、面肿、口面歪斜、心悸怔忡、全身骨痛等药物难以短期见效的病症，点穴可快速缓解。可以说《从头点到脚——点穴疗法》是一本真正实用的保健指导用书。

注：什么是缪刺论？

缪：即交错的意思，刺：就是针灸。《素问》缪刺篇中说："络病者,其痛与经脉缪处(交错处)",故命名曰"缪刺"。后人注释："缪刺者,刺络脉也,右痛而刺左,左痛而刺右,此乃交经缪刺之理也"。如三阳之经,从头下足,故言头有病,必取足穴而点之。《缪刺篇》所用的刺络,多指刺肘、膝以下的穴位,特别是四肢末端的穴位,故赋文说："泻络远刺"。如《灵枢·终始》篇中说："病在头者取之足,病在腰者取之腘"。后人注释中还说："缪刺法与经脉左右相交也""身有痛处而经脉不病者,行缪刺法"。"左病刺右,右病刺左,胸腹病刺四肢,缪其处也,所以然者,络病而经不病故也,凡缪刺之法,皆是泻络,泻络者远病而针,如头有病而脚上针,乃其道也。"现在点穴、针灸均按其取穴成了规律的经验。

目 录

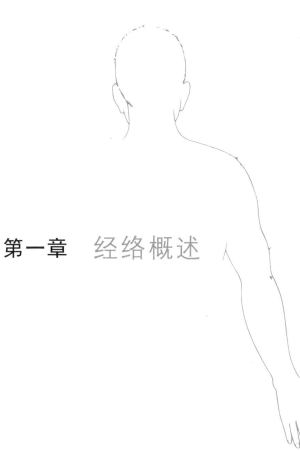

第一章 经络概述

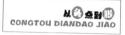
CONGTOU DIANDAO JIAO

经络概述

经络学说是中医学研究人体生理功能、病理变化和脏腑相互关系的学说，是中医理论的重要组成部分。它与阴阳、五行、脏象、卫气营血共同组成中医学的理论体系，并贯穿于病因、病机、诊断和防治等各个方面，对指导内、外、妇、儿各科临床实践，特别对针灸学科、点穴按摩，都起着重要的作用。《灵枢·经脉》认为："经络者，所以能决死生，处百病，调虚实，不可不通。"从而说明经络理论对于指导各科临床的重要意义。

一、经络系统的组成

经络是经脉和络脉的总称。经络系统是沟通人体内外，运行气血的通道，具有联络脏腑和肢体、营养全身、抗衡疾病的作用。经脉是主干，络脉是经脉的分支，从络脉再分出的小支叫孙络，经与络互相衔接，散布于全身，构成一个纵横交错的联络网，将人体内外、上下、左右各脏腑组织间联系成整体，以进行有规律的生理活动。

经络系统由十二经脉、奇经八脉、十五络脉和十二经别、

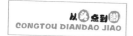

经筋、皮部及许多孙络、浮络等组成。其中以十二经脉为主体。

十二经脉都直属于某一脏或腑，因此，都以所属的脏腑来命名。属五脏的经脉有心经、肝经、肺经、脾经和肾经，另加心包经。属六腑的经脉有胃经、胆经、大肠经、小肠经、膀胱经和三焦经，共12条经脉，统称为十二经脉。由于十二经脉是经络系统的主体，又叫作"正经"。

奇经八脉是指十二经脉以外的八条经脉（任脉、督脉、冲脉、带脉、阴维脉、阳维脉、阴跷脉和阳跷脉），它们都无脏腑相连，除督脉（直行于人体的背部正中）和任脉（直行于人体的胸腹正中）各有其循行路线和穴位外，其余的6条奇经都依附于十二经脉之间，没有专穴。

奇经八脉的功能是协调十二经脉的气血。当正经气血充盈时，奇经则蓄纳，不足时则还流。其中督脉有总管督促全身阳经的作用，任脉有担任全身阴经调节的功能，这两条奇经虽无脏腑直属，但对脏腑气血有极其重要的作用。因此，古代医家主张把督脉和任脉与十二正经并论，合称为十四经脉。

十二经脉直属于五脏的称为阴经，循行于四肢内侧和胸部腹部；十二经脉直属于六腑的称为阳经，循行于四肢外侧、身侧、背、胸和胁肋部。阴经和阳经之间通过支脉和络脉互相联络，构成脏与腑之间的"络属关系"（阴经属脏络腑，阳经属腑络脏）。由于脏与腑之间的经气互相连接，使之联系密切，有利于阴阳、气血保持相对的协调与平衡，这就形成了手、足太阴与阳明，少阴与太阳，厥阴与少阳经之间的六对表里关系（脏为阴，属里；腑为阳，属表）。即肺与大肠相表里，脾与胃相表里，心与小肠相表里，肾与膀胱相表里，心包与三焦相表里，肝与胆相表里。表里经在功能上互相沟通、协调，病变时则互相传递。例如，胃经病可以累及脾经，而脾虚引起的消化不良泄泻，点穴胃经足三里也能获效；这就是通过调和表里经的经气，使失调的阴阳恢复平衡。

二、十二经脉的循行规律

十二经脉的每一条经，均有其特定的循行路线。它的分布虽然错综复杂，但阴经与阳经都有一定的走向和交接规律。概括起来是：手三阴经从胸走手；手三阳经从手走头；足三阳经从头走足；足三阴经从足走腹胸。

（1）手三阴经，即手太阴肺经、手少阴心经、手厥阴心包经。从胸外走手掌面指端，分别交会于手三阳经。

（2）手三阳经，即手阳明大肠经、手太阳小肠经、手少阳三焦经。从手指沿上肢背面走向头，分别交会于足三阳经。

（3）足三阳经，即足阳明胃经、足太阳膀胱经、足少阳胆经。从头沿胸、背下走足前、后面，抵足趾，分别交会于足三阴经。

（4）足三阴经，即足太阴脾经、足少阴肾经、足厥阴肝经。从足趾沿下肢内侧面上走腹胸，分别交会于手三阴经。

由于经脉有"传变疾病"的作用，不论脏腑或是体表病变，在有关的经脉循行部位上，可表现出相应的症候。因此，掌握经脉的循行规律，就为辨证论治提供了客观的依据。例如，手太阴肺经，从胸外走手掌面指端，如见咳嗽、胸满和上肢掌面前缘出现疼痛，查对肺经循行路线，则可知病与肺经有关，这就为进一步确诊和治疗提供了依据。

三、十二经脉的循环流注规律

经脉运行的气血，由手太阴肺经输注于手阳明大肠经、足阳明胃经、足太阴脾经等，在脏腑之间按次序流注转输，最后至足厥阴肝经，复还注于肺经，这样就形成了十二经周而复始的循环流注。气血在经脉中循行不息，一方面维持体内阴阳平衡，补充脏腑、肢体的能量消耗；另一方面又为人体防御疾病提供物质基础，这就是经脉的"营卫"功能，从而保证机体生命活动的统一与协调。十二经脉大循环时间：手太阴肺经出于中焦旺盛在早晨 3:00 ～ 5:00，手阳明大肠经早晨 5:00 ～ 7:00，足阳明胃经上午 7:00 ～ 9:00，足太阴脾经上午 9:00 ～ 11:00，手少阴心经中午 11:00 ～ 13:00，手太阳小肠经下午 13:00 ～ 15:00，足太阳膀胱经下午 15:00 ～ 17:00，足少阴肾经傍晚 17:00 ～ 19:00 时，手厥阴心包经晚上 19:00 ～ 21:00，手少阳三焦经夜里 21:00 ～ 23:00，足少阳胆经子夜 23:00 ～ 1:00，足厥阴肝经凌晨 1:00 ～ 3:00。周身一圈，复出肺经，这种二时一经的气血旺盛，说明人体气血循环依赖于自然，又受制于自然的磁场规律。

四、经络的生理功能和病理反应

经络的主要生理功能表现在运行气血、协调阴阳、联系脏腑和肢体，在机体中起到营内卫外的作用。《灵枢·本藏》篇说："经脉者，所以行气血而营阴阳，濡筋骨，利关节也。"由于经络能"行气血而营阴阳"，营气运行于脉内，卫气行于脉外，营卫之气密布周身，就能加强肌体各脏腑

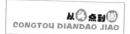

组织器官的温养濡润和防御外邪的作用。

如果由于某种因素使经络的营卫功能失调，病邪（致病因素）便容易乘虚由外侵入，或病由内生。病邪可沿着经络由表向里发展，或由里向表扩散。这些症状，可以从病变的脏腑及所属的经络循行路线上、穴位上反映出来。《灵枢·经脉》篇对不同病因引起的脏腑经络病候，分经做了系统阐述。如症见咳嗽、气喘、肺胀满、锁骨上窝痛、肩背及上肢内侧前缘痛等症状，归纳为手太阴肺经病候；如症见心痛、胁痛、眼睛发黄、咽干、上肢内侧后缘痛等症状，归纳为手少阴心经病候。

由于经络具有上述功能，而当经络气血失调出现病理反应时，就可通过诊察脏腑经络的病候，施用补虚泻实的点穴按摩手法，使之恢复平和。

五、经络在诊断和治疗上的应用

《灵枢·海论》篇记述："夫十二经脉者，内属脏腑，外络于肢节。"当人体正气虚弱，受病邪侵袭而致病时，其病候可以从病变的脏腑及所属的经络循行路线上反映出来。由于病的性质、侵犯部位的深浅和机体气血盛衰不同，所以在临床上表现出来的症状各异，故脏腑经络的病候也有

"是动"（指多由外因侵犯本经之经气而发生病症）"所生病"（指多由内因发生的病变影响经络而出现的病症）"有余"（指邪气盛）和"不足"（指正气虚）等的区别。点穴按摩诊治是在经络学说指导下，根据脏腑经络反应的病候，通过辨证，在明确病位和病的属性前提下，选取有关经络的穴位，采用相对应的手法进行治疗。

辨证分经取穴。经络和穴位都有特异性，它的特异性反应既是所属脏腑经络的病症，又是我们取穴的依据，如阳性反应有经络、穴位上摸到明显的压痛或结节、条索状等；疼痛度分为：痛（+）、比较痛（++）、很痛（+++）和不可忍受的痛（++++）。临床上可根据疾病所出现的症状，结合经络循行分布的部位及所属脏腑，启用穴位调节气血秩序。如头痛在前额的多与阳明经有关，在头侧的多与少阳经有关，在后头的多与太阳经有关，在头顶部的多与少阴经有关，这是分经；取穴就是按照不同的病情，适当配伍有关脏腑经络穴位，施用虚补、实泻的点穴手法，以达到疏通经络气血、扶正祛邪、调和阴阳的治疗目的。

六、十二经脉与任脉、督脉病症概述

经络内属脏腑，外络于肢节，将人体脏腑组织器官连

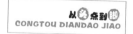

接成一个有机的整体。在生理上互相协调，在病理状态下互相影响。因此，当人体遭受致病因素侵袭，脏腑经气失调而出现病变时，其临床表现可能是某一脏腑经络，或多脏腑经络的病候。为便于辨证，现据《灵枢·经脉》记述的病候，摘要介绍如下：

（1）手太阴肺经病症：证见咳嗽、气喘、胸闷不舒、锁骨上窝、肩背、手内侧前缘痛。气盛见咽喉肿痛、肩背痛；气虚则怕冷、气短和呼吸急促。

（2）手阳明大肠经病症：证见齿痛、颈肿、咽喉痛、鼻流清涕或鼻出血、眼睛发黄、口干、便秘、肩前和手臂外侧前缘痛，以及食指活动不利等。气盛见本经循行所过处均灼热而肿胀；气虚则寒冷而震颤。

（3）足阳明胃经病症：证见面色暗淡、精神沉郁，甚者癫狂、惊悸等；或见口眼歪斜、口唇发疹、咽痛、颈肿、腹水、经脉循行部位疼痛等。气盛则胸腹部灼热、食欲亢进、尿黄；气虚则胸腹部怕冷；胃寒则食欲缺乏和胃脘胀满等。

（4）足太阴脾经病症：证见舌根转动不灵或痛，进食困难，食后则易呕吐、胃脘痛、腹胀、嗳气、大便稀，身体困倦，甚则出现黄疸、水肿，大腿和膝内侧肿胀、发凉，足大趾活动障碍等。

（5）手少阴心经病症：证见眼睛发黄、心痛、胁痛、咽干、上肢内侧后缘痛、怕冷，或手掌热而痛等。

（6）手太阳小肠经病症：证见耳聋、眼睛发黄、咽喉痛、颊部肿胀、活动受限，以及肩、臂、肘外侧后缘痛等。

（7）足太阳膀胱经病症：证见后头项自觉有气上冲而致痛，并感眼球似要脱出，项痛似拔，背、腰痛似折，大腿后侧、腘窝、小腿紧束而痛，或见眼睛发黄、鼻流清涕或鼻出血、痔疮、癫狂等。

（8）足少阴肾经病症：证见饥饿而不欲食，面色暗滞似黑色，咳嗽时唾液有血，气喘促、心惊、眼花、口灼热、舌干燥、咽肿，或见黄疸、腹泻，经脉循行部位痛或痿软无力、怕冷等。

（9）手厥阴心包经病症：证见心悸、心烦、心痛、面赤、眼睛发黄、精神失常、喜笑不休，或见手掌热、臂肘伸屈不利和胸胁胀满等。

（10）手少阳三焦经病症：证见耳鸣、耳聋、眼外角痛、咽喉肿痛，以及耳后、肩及上肢经脉循行部位疼痛等。

（11）足少阳胆经病症：证见口苦、易叹气、面色无光泽、恶寒发热、出汗、偏头痛、眼外角痛、下颊痛，经脉循行的锁骨上窝、胸胁、髋膝小腿至外踝前均感疼痛，以

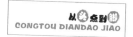

及足第四趾活动障碍等。

(12) 足厥阴肝经病症：证见腰强直而痛，不能俯仰，男性易患疝气，女性易患少腹肿；或见咽干、面色暗淡、胸闷、呕吐、腹泻、小便不通或尿闭等。

(13) 任脉病症：证见男性患者有各种疝气，女性患者有赤白带和月经不调等。

(14) 督脉病症：证见脊柱强痛、后弯（即角弓反张）等。

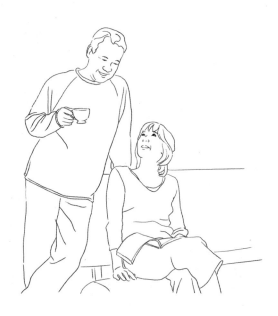

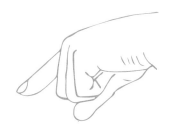

第二章　点穴的常用手法

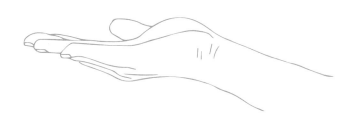

点穴的常见手法

一、手法简述

手法是指用手或肢体某些部位，按特定的技巧作用于患者的体表，使产生的力达到防病、治病、保健的目的，我们将这种特定的技巧称为"手法"。之所以称为手，是因为主要以手着力，故统称为"手"。之所以称为法，是因为各种手法都来源于日常生活，但又区别日常生活中的动作，其区别点就在于手法有特定的技巧，是治病、防病、保健的医疗手段，故称为"法"。按摩保健中，对手法的基本要求是一致的，即必须具备持久、有力、均匀、柔和的特点，以达到深透的目的。

（1）持久：是指手法在操作过程中，能够严格按技术要求和操作规范、持续地运用，在足够的时间内不走样，保持动作形态和力量的连贯性，以保证手法对人体的刺激，足够积累到临界点，以起到调整内脏功能、改变病理状态的作用。

（2）有力：是指手法在操作过程中必须具备一定的力度和功力，使手法具有一定的刺激量。因此，有力的含义：

一是指手法直接作用于体表的力；二是指维持手法连续操作、并保持一定刺激量所需要的力。

提示：手法有力是手法操作必须具备的条件之一，有力并不是单纯指力气大，而是一种技巧。要根据治疗对象、施术部位、手法性质、病症虚实及患者的体质而变化应用，并借以调整力的大小施加恰当的手法力度。因此，用力的基本原则是既保持治疗效果，又避免产生不良反应。如肌肉丰厚处用力稍重些，而老幼虚弱者用力应稍轻些。总之，手法力量的不及或过都会影响治疗效果，要根据具体情况而施加恰当的手法力量。

（3）均匀：是指手法操作时，动作幅度的大小、速度的快慢、手法压力的轻重，都必须保持一致，幅度不可时大时小，速度不可时快时慢，用力不可时轻时重，应使手法在操作中既平稳又有节奏性。

（4）柔和：是指手法操作时，动作轻柔灵活，手法变换自然、协调，使手法轻而不浮，重而不滞。正如《医宗金鉴》书中指出的："手法之所施，使患者不知其苦，方称为手法也。"因此，柔和并不是软弱无力，而是用力要缓和，不可生硬粗暴。

（5）深透：是指患者对手法刺激的感应和手法对疾病的治疗效应。要求手法的刺激，不仅作用于体表，而且能使效应传于内，达到深处的筋脉骨肉甚至脏腑。

以上几个方面，密切相关、相辅相成、互相渗透，持续运用手法可以使血液循环加快、肌肉张力降低、组织的黏滞度缓解，使手法功力透达脏腑和组织的深层。在临床运用时，力度是基础，手法技巧是关键，两者必须兼而有之，缺一不可。所以，熟练掌握各种手法，使手法持久、有力、均匀、柔和、深透，达到刚柔相济的境界。

附：运用手法的体位要求

（1）身体要放松。首先，要精神放松；其次，是颈肩部放松，以保证沉肩，（肩部放松了）肘关节自然下垂；上臂放松了，肘关节能自由屈伸，以保证腕关节的自由运动；第三，松髋、两足抓地，以保证下肢的稳定与放松，放松并不等于注意力不集中、肢体懈怠，而是要"松而不懈，紧而不僵。"

（2）身体要正直。在点穴按摩时，身体要保持正直，即头正、颈直、含胸、拔背、塌腰、敛臀，以保证脊柱正直和无屈伸；塌腰、敛臀是保证侧屈和旋转的自然轻松；同时要注意随时移动脚步，保证身体正直。

（3）呼吸要自然，不要憋气。做到静、缓、深、匀，以保证能够连续持久地应用手法；静：是指呼吸要静，呼吸的动作不宜过大；缓：是指呼吸要慢，不宜太快；深：是指呼吸要深沉，气达丹田；匀：是指呼吸要均匀，呼吸频率要与手法的用力、快慢相结合。

在气与力度的运用中，点穴按摩是十分强调的。因为气是无形的，需要有形的力来配合，以指代针、以力催气，才能达到"刚柔相济，内外合一""其根在脚，发于腿；主宰于腰，形于手"的要求。但是有的人在进行点穴按摩时，常憋气来加强力量，这样就会造成回心血量大大减少的现象，会影响术者的健康。

二、点穴的常见手法

1.按法

按法的特点是按而留之。调节气血运行秩序，是治病祛痛的主要手法。用拇指指面按压在一定的部位或穴位，逐渐用力深压，按而留之，称为按法。指面着力的称为指按法或点按法；用掌面着力的称为掌按法；如与揉法结合应用称为按揉，与摩法结合应用称为按摩。

（1）要领：按压的方向要垂直，用力由轻至重。按而持续或下按要有节奏。前臂用力，指按法操作时手腕微屈，着力部位要紧贴体表不移动；在按压力度达到一定深度时，再做小幅度的缓缓揉动，使手法既有力度又柔和。

（2）作用：调节气血，祛邪止痛，按法刺激适中偏强。操作上常与揉法结合使用，组成按揉复合手法。按法适用全身各部位。

（3）特点：具有较好的行气活血、开通闭塞、缓急止痛的功效。

（4）注意：操作中要按而留之，不宜突然松手，切忌迅猛使力造成局部组织产生保护性肌肉紧张，使手法的力量不宜透达组织深层。

（5）手法：拇指伸直，拇指面着力，逐渐由轻到重用力下压，使被点穴按摩的人产生酸、麻、重、胀和走窜等感觉，再小幅度缓缓揉动，持续数十秒后渐渐放松。可连续点按。此处别的按法略。

2. 拿法

拿法的特点是轻重交替、一紧一松，是放松筋腱肌肉的主要手法。点穴按摩中拿法是指用大拇指和示中两指对称，或大拇指同其他四指对称用力，夹住治疗部位的肌腱，进行一紧一松地进行拿捏，称为拿法。术者拿住一定的部位或肌腱后逐渐用力内收，将治疗部位的肌腱提起，并做轻重交替而连续的拿捏，是拿法的技巧。

（1）要领：肩、肘、腕关节放松，手掌空虚，指腹紧贴患部，拿捏的方向要与肌腹垂直，动作要有连贯性，由轻到重，不可突然用力。

（2）作用：拿法运用相当广泛，是力到肌肉内层的主要手法，常用于颈项部、肩背部和四肢，具有疏通经络、松解痉挛的功效。

（3）特点：适用部位广，无论男女老幼、体质虚弱者均可应用。

（4）注意：不可用指端爪甲内扣，易造成掐的感觉；拿法刺激性较强，用后应以搓揉法来缓和、放松肌肉。此处别的拿法略。

3. 捏法

拿捏近似，一紧一松、通畅络脉，是运行气血的主要手法之一。点穴按摩中，捏法是用指拇指和示指或其他指对称，夹住肢体相对用力挤捏，并逐渐移动。

（1）要领：术者用拇指指面顶住皮肤，用示指或其他指面将皮肤或筋健或肌肉夹紧提起，进行一紧一松向前挤压推进，动作须轻快柔和、有连贯性。

（2）作用：常用于浅表的肌肤和脊背、四肢以及颈项部，有舒筋通络、行气活血的功效，能很好地调节脏腑的生理功能，对胃肠功能有较好的调节作用（如捏脊）。

（3）特点：本法有轻快柔和的特点，作用层次在皮下。

（4）注意：捏拿肌肤紧松要适宜，避免肌肤从手指间滑脱，应沿直线捏，不要歪斜；幼儿应用两指捏法。

（5）手法。①颈部捏法：术者用捏法捏颈项、颈椎两旁的大筋，重点是捏颈后上中下（第2、第4、第6颈椎）三脉处，多用于治疗颈椎病、落枕、颈部扭伤。②背部捏法：术者双手捏法，捏背后脊柱两旁的肌肉，促使肌肉放松、膀胱经畅通、气血平衡，主治腰背疼痛等疾患。③上肢捏法：术者用捏法捏上肢的筋腱、肌肉，重点捏上肢的脉位处，促使上肢经络通畅、肌肉放松，主治颈椎病、肩周炎等。

4. 掐法

重按而掐之，是疏通经络、开窍急救的主要手法。术者用拇指爪甲切取一定的部位或穴位，用力按压称为掐法。操作时，术者可以用单手，也可用双手拇指指甲端在治疗穴位上重按而掐之。

（1）要领：取穴位要准确，垂直用力按压，由浅入深不揉动，操作次数一般掌握4～5次，或中病即止，不宜反复长期使用。

（2）作用：重刺激手法之一，以指甲为着力点，多数应用在井穴上，适用于头面及手足部位，主要用于急救，具有开窍醒神的功效。

（3）特点：本法刺激量大，用于急救、止痛，如昏迷、急性腰扭伤。

（4）注意：①施术的时间不宜太长；②用掐法后继用揉法减轻局部重刺激后的不适感。

（5）手法。①单手掐法：以单手拇指指端掐按人体的穴位，如掐人中穴、掐井穴；②双手掐法：以双手的拇指、示指相对用力，挤压治疗部位。

5. 拍打法

采用虚掌拍打，是行气、放松肌肉的主要手法。点穴按摩中，用虚掌平稳而有节奏地拍打治疗部位的手法，称为拍打法。

（1）要领：①术者手指自然并拢，掌指关节微屈，腕关节放松，运用前臂力量或腕力，使整个虚掌平稳而有节奏地拍打体表的治疗部位；②腕关节要自由摆动，肘关节也要自由屈伸，并用力均匀。

（2）作用：适用于肩背部（督脉上部）腰骶八髎部，常与滚法、拿法等配合运用。拍打法有振击脏腑、行气、活血、止痛的作用。

(3) 特点：拍打法有强烈的振动感，作用在肌肉层或更深组织。

(4) 注意：拍打背部应在脊柱中央上部分或脊柱两侧膀胱经脉上，不要在背部软肋两侧拍打。

(5) 手法：术者五指并拢微屈，以前臂带动腕关节自由屈伸，拍时指先落、腕后落，抬时腕先抬、指后抬，虚掌拍打体表。

6. 一指禅推法

具有疏通经络、扶正祛邪、平衡阴阳的综合效果。术者以大拇指指端或螺纹面或偏峰着力于人体体表穴位上，沉肩、垂肘、悬腕、掌虚、指实、紧推、慢移。通过腕关节的连续摆动和拇指关节的屈伸运动，使产生的力持续作用于经络穴位或部位上，并可循经络走向紧推慢移，达到理通经络、活血化瘀、开窍醒脑、镇静明目、宽中理气、健脾和胃、祛风除湿、滑利关节等作用，适用于人体全身各部位。

(1) 要领：①沉肩：肩关节放松，不要使肩部耸起用力。若肩部未放松，操作则不能持久。②垂肘：上肢肌肉放松，肘部下垂，略低于腕部。同时注意，腕部尺侧略低于桡侧。

③悬腕：腕关节自然悬曲，但不可将腕关节用力勾紧，从而影响腕关节的灵活度。④掌虚：手握空拳，指面不贴掌心，使之虚掌，拇指垂直盖住拳眼，使腕及拇指活动时起稳定作用。⑤指实：拇指端螺纹或偏峰自然着力，吸定于治疗部位上。⑥紧推：腕部摆动及拇指关节伸屈活动要有节律，频率略快，每分钟120次左右。⑦慢移：指固定一点后，移动时应随着腕部摆动，拇指端着力点做缓慢移动。

（2）作用：一指禅推法刺激量中等。其中拇指端点按穴位力度集中，气凝指尖，禅功透入深层，直达病所，止痛祛病，多方面调节平衡。偏峰刺激量小，聚精、气、神于指，多用于颜面部，柔能克刚。

（3）特点：本法是一个刚柔相济的手法，以刚为主，产生的力作用于肌肉层。治疗时通过一个个治疗点，组成一条线，再扩展成为一个面，从而使整个治疗部位放松。

（4）注意：①一指禅推法有屈伸拇指关节和不屈伸拇指关节两种，屈伸拇指指间关节活动，刺激显得柔和，不屈伸拇指指间关节操作具有力稳、刺激强等特点；②术者自然用力，不可用蛮力。

（5）手法：①偏峰一指禅推法：以拇指偏峰着力于治疗部位，通过指间关节的屈伸和腕关节的摆动，使产生的力持续地作用在治疗部位上。在操作时应注意沉肩、垂肘、悬腕、掌虚、指实、紧推、慢移。②螺纹面一指禅推法：以拇指螺纹面着力于治疗部位，通过指间关节的屈伸和腕关节的摆动，使产生的力持续作用在治疗部位上。在操作时应注意沉肩、垂肘、悬腕、掌虚、指实、紧推、慢移。

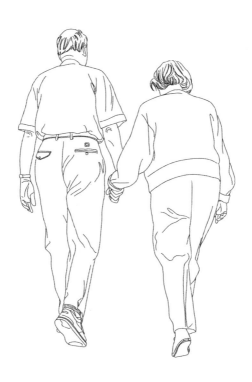

第三章　从头点到脚

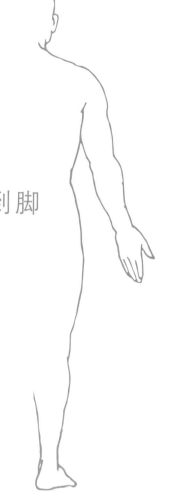

从头点到脚

中医博大精深，经络点穴可是精深中的简单；只要有兴趣，学用结合，现学现用，立刻会收获回报。本人以学习、教学多年的感受及收益，认为经络点穴最容易走进家庭，它是激发人体自我修复功能最佳、最省钱的方法；对国、对家、对己均有利。基于这种想法，我将全部的学习总结汇集一起，在这里与读者分享。从头点到脚是以部位列症及骨关节问题为互动重点，理论联系实际，临床辨证概述，用穴少、点按简单。特别是急性症状，缓解立竿见影。如果是多年累积的慢性病（如组织变性），虽然点按后症状缓解，但"本"的问题未除，则需要通过疗程修复。因此，功能性的病变，手到病除，时间短；器质性病变用穴位多，治疗时间较长。穴位痛（阳性反应）多数是治疗要点。点按治疗时应注意两点：一是，点按穴位用力以患者能忍受为度；二是，患者痛时不要憋气忍着，憋气会影响体内的气血循环。还有两点提示：卫气缺少的人，点按或敲打后部位会泛乌青，有的人会怕，其实没关系，休息几天可继续对穴位进行点按或敲打。（灸：只表示单个的穴位）

一、头部

头为精明之府，诸阳之会，中藏脑髓，脑为髓海，为肾所主；而脏腑精气皆上荣于头，故头部的正常是健康之本。头痛是患者的一种自觉症状。现代医学认为多种因素可导致头部发生疾病，如外伤、外感、内伤等，致使头部气血失于舒展，产生头痛，如西医有血管性头痛、由高血压所致、颅内炎症、五官疾病等均能引起头痛；中医有风邪上犯、肝阳上亢、痰浊上蒙、淤血留阻、气血不足、肾虚精亏等引起头痛，辨证复杂。但经络治疗头痛却显得直接而简便，只要把血液送到头部缺少的地方，疼痛即刻便可得到缓解。别的疼痛也是如此，如前额头痛为阳明经痛，两侧头痛为少阳经痛，后头痛为太阳经痛，头顶心痛为少阴经痛；调集气血，直达患处，调节颅内平衡。

1. 头痛

常见的有5个部位：头前、头侧、头顶、后头和全头痛，伴有头昏、眩晕、失眠，可分经取穴治疗。

1）前头痛

多因外感风寒、风热等邪，使清阳不升、浊阴不降，头痛且胀，夹湿则头沉重。

（1）治疗：点按前头点。双手双脚共 4 个点都用，每

穴点按 1～2 分钟。

（2）手法：示指桡侧第一节与中节交界的赤白肉际处，脚次趾相对应处。手头痛点如图 3-1、脚头痛点如图 3-2 所示。

注：食指、脚次趾皆属阳明经，但受风寒加列缺、风府、外关穴；风热加鱼际穴、支沟、曲池穴；风湿加风池、合谷、阴陵泉穴。"风上先受之"，故疏风散寒、清热、祛湿。

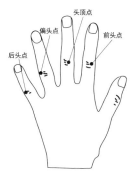

图 3-1 手头痛点

2）偏头痛

多因情志失调、肝肾阴虚、烦躁易怒、睡中易醒，甚者口苦、目赤、眩晕。

（1）治疗：点按偏头点。双手双脚共有 4 个点，每

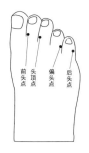

图 3-2 脚头痛点

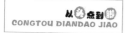

穴点按1～2分钟。

（2）手法：手同侧无名指第1节与第2节（偏向中节）赤白肉际处尺侧，脚异侧无名指相对应处。偏头点如图3-1～图3-2所示。

注：偏头痛属于少阳经，甚者加同侧关冲、异侧的足窍阴、太冲、肝俞穴，以达到平肝潜阳的效果。需要按疗程治疗，10天为一个疗程。

3）头顶痛

多因阴虚及阳、清阳不展、腰膝酸软、耳鸣，甚则眩晕、早泄、带下、脑空痛。

（1）治疗：点按头顶点穴。双手、双脚共4个点都用，每穴点按1～2分钟。

（2）手法：中指第1节与中节交界赤白肉际处桡侧，脚中趾相对应处。头顶点穴如图3-1～图3-2所示。

注：头顶痛属于少阴经，常见有肾虚头顶痛，加涌泉、百会、关元穴（灸）；以补肾益气为主，需要按疗程治疗，10天为一个疗程。

4）后头痛

后头痛的概率小，但发生痛的因素多，如喝酒过量后、运动过量后、感冒后、拔牙后、月经、流产等。有的头痛如破，有的缠绵；还有闪痛，如病毒感冒的症状。

（1）治疗：点按后头点穴。双手、双脚共 4 个点都用，每穴点按 1 ～ 2 分钟。

（2）手法：小指第 1 节与第 2 节（偏第 1 节）赤白肉际处尺侧，脚小趾相对应处。后头点如图 3-1 ～图 3-2 所示。

注：后头痛属于太阳经，常见头后连项部痛，加后溪、风池穴，以达到祛风散邪的效果。酒过量、运动过量、拔牙后发生后头痛加合谷、太冲穴；病毒感冒发生后头痛加外关、曲池、委中穴；月经、流产发生后头痛加三阴交、申脉、金门、束骨穴。需要按疗程治疗，5 ～ 7 天为一个疗程。

5）全头痛

也包括神经性头痛，多数因疲劳、用脑过度、睡眠不足而产生，还有一个因素就是体内多种疾病致使颅内感染而发生全头痛。痛的形式多样，如隐痛、胀痛、钝痛、剧痛、压迫痛等；有的呈间歇性头痛，有的是进行性头痛，少数重病患者呈持久性头痛，如脑瘤中期后。总之，当头痛伴有别的器官发生症状时应去就医，如头痛后伴呕吐；头痛伴耳鸣加重，听力下降；头痛伴走路不稳、口语不清，单侧手脚麻痹；头痛伴视觉障碍等。这里治疗的仅是常见的全头痛，包括神经性头痛。

（1）治疗：点按百会、阴谷、三阴交穴，每穴点按 2 ～ 4

分钟，每日 2 次。

（2）穴位。①百会穴：头部前发际正中直上 5 寸，或两耳尖连线的中点处（见图 3-3）。②阴谷穴：膝内侧，腘窝横纹内侧端，两筋之间（屈膝时半腱肌与半膜肌肌腱之间）（见图 3-4）。③三阴交穴：小腿内侧，内踝尖直上 3 寸，在胫骨后缘处（见图 3-5）。

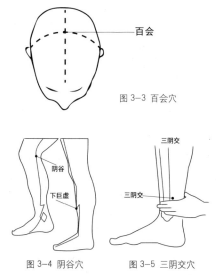

图 3-3 百会穴

图 3-4 阴谷穴　　图 3-5 三阴交穴

注：如头痛如破、眉钻痛，加解溪、头维、大陵穴；如头痛缠绵、头如布裹，加申脉、至阴穴；如头痛反复发作，痛剧，伴有恶心、呕吐、头感麻木为头风头痛，加百会（灸）、风府、支正穴。需要按疗程治疗，5～7 天为一个疗程。

6）头昏、眩晕

头昏是指头脑昏沉不清，记忆力差，工作效率低，甚者头重脚轻、目眩、烦躁。眩晕：眩为眼花目黑，晕为头昏旋转，不能站立，两者常并发，故称"眩晕"。但轻者仅眩而不晕，或晕而不眩，症发时闭目可制；甚者眩晕昏倒、恶心呕吐、出汗等。

西医认为高血压、低血压、脑动脉硬化、贫血、神经衰弱、颈椎问题等以头昏、眩晕为主要症状。中医认为"诸风掉眩，皆属于肝"，肝阳上亢，内风上扰头目；还有上气不足、髓海不足、痰浊上蒙等。上气不足就是气虚血弱，不能上润于脑；髓海不足是指肾精耗伤，脑海失养；痰浊上蒙是指聚湿生痰，清阳不升，脑养蒙滞。以上均可发为眩晕，轻则感到头昏。

(1) 治疗：点按太冲、合谷、风池、百会、涌泉穴，每穴2～4分钟，每日2次。

(2) 穴位。①太冲穴：足背，第1、2趾缝间上1.5寸，行间穴上1.5寸（见图3-6）；②合谷穴：大指、次指掌骨中点的桡侧缘（见图3-7）。③风池穴：颈后部，当枕骨之下，与风府相平，胸锁乳突肌与斜方肌上端之间的凹陷处（见图3-8）。④百会穴见图3-3；⑤涌泉穴：足底部，足底（不包括足趾）前中1/3交界处，蹺足时掌心呈凹陷处（见图3-9）。

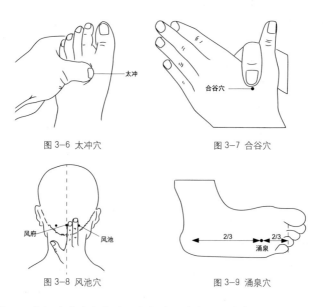

图 3-6 太冲穴　　　　　　　图 3-7 合谷穴

图 3-8 风池穴　　　　　　　图 3-9 涌泉穴

注：①肝阳上亢者加肝俞、行间穴；上气不足者加关元、足三里穴可灸，髓海不足者加肾俞、关元（男性）、气海穴（女性）均可灸；痰浊上蒙者加丰隆、中脘穴；如有胸闷、呕吐者加内关穴。需要按疗程治疗，10天为一个疗程。②头痛除上述外，还有从头痛的新、久和虚、实等方面来分别予以辨证，如新病头痛，多因外邪致病，痛势较剧，属实证，治疗以祛邪为主。如久病的头痛，多因内伤致病，痛势较缓，属虚证，治疗以补益气血为主。但痰饮、淤血所致头痛，则又虚中有实，治则求本。

7) 失眠

古人称不寐或不得眠。西医认为睡眠障碍是神经官能症所致。中医则认为失眠主要与精神、体质等因素相关。如心脾两虚失眠：多梦易醒、心悸健忘、食少、精神疲倦、面色无华；心肾不交失眠：难以入睡，甚则彻夜不眠、头晕耳鸣、潮热盗汗；肝胆火旺失眠：急躁易怒、心烦少眠、偏头痛、口苦咽干、胸胁胀痛；胃不和失眠：睡眠不实、腹胀嗳气、饮食不化或痰多、大便不爽等。临床认为，晚21:00～23:00睡不着为脾胃虚弱；23:00～次日1:00睡不着为心肾虚弱；1:00～3:00睡不着为肝胆虚弱；3:00～5:00睡不着为心肺虚弱。

（1）治疗：点按神门、三阴交、深睡眠、安眠穴，每穴点按2～4分钟，每日2次。

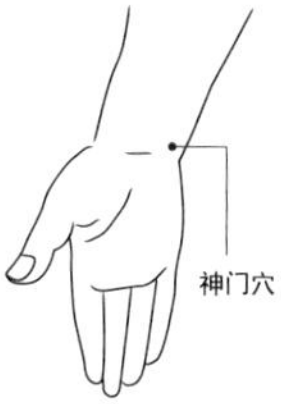

（2）穴位。①神门穴：腕部、腕掌横纹尺侧端、尺侧腕屈肌腱的桡侧凹陷处（见图3-10）；②三阴交穴：（见图3-5）；③深睡眠穴：耳垂后根部外4分处，竖直指甲掐穴（见图3-11）；④安眠穴：经外奇穴、耳

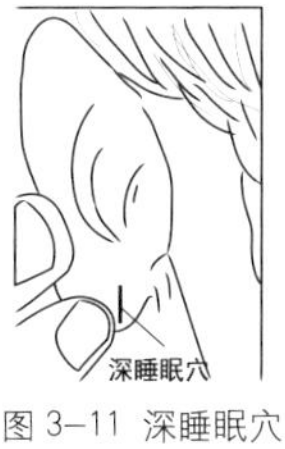

图 3-10 神门穴

图 3-11 深睡眠穴 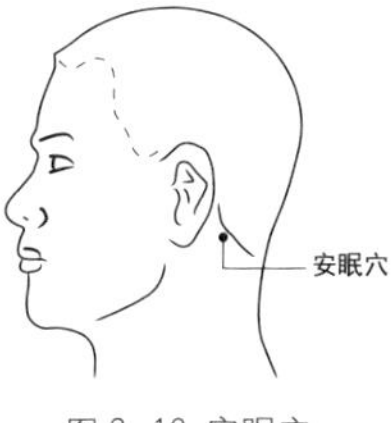　　图 3-12 安眠穴

后、翳风穴与风池之间中部（见图3-12）。

注：①心脾两虚者加心俞、脾俞、足三里穴；心肾不交者加肾俞、心俞、关元穴；肝胆火旺者加肝俞、太冲、风市穴；胃不和者加脾俞、丰隆、足三里、内关穴。②失眠因素诸多，这里仅是常见的4种情况。

2．头颅外层硬伤出血

因摔倒或外力损伤所致的出血，分为头部和面部。

（1）治疗：头部点压同侧颞浅动脉2～4分钟，穴在耳前，颧弓后端可摸到动脉搏动处（见图3-13）。

（2）面部点按双侧下颌角前1厘米的凹陷处面动脉（见图3-14）。

注：按压颞浅动脉可止住颞部表层和头顶部出血，也可止住面动脉出血。

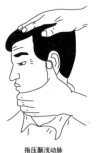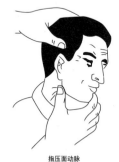

指压颞浅动脉　　　　　　　　　指压面动脉

图3-13 按压颞浅动脉止血　　　图3-14 按压面动脉止血

3.头部内在经络气血阻塞或破裂

头内气血阻塞或破裂，称为中风，是老年人发病率较高的两种情况。中风是指人突然仆倒，不省人事，同时出现半身不遂、口眼㖞斜、语言不利等症状的一种疾病。但也有没有昏倒，而突然发生口眼㖞斜或半身不遂的，这是轻症的中风，邪中经络。也有无后遗症的中风，称为小卒中。现代医学认为中风是由于脑血管意外所造成的。脑血管意外可分为出血性和缺血性两大类：中风缺血包括脑血栓形成和脑栓塞；中风出血包括脑出血和蛛网膜下腔出血。治疗时我们须知道头部内在经络气血出入处—枕骨下、手指、脚趾、耳尖。

1）血管阻塞

（1）分类和特征。脑血管阻塞为缺血性中风，分为脑梗死和脑栓塞。脑梗死是脑血栓形成，是指在脑动脉硬化、管壁粗糙、官腔变窄的基础上，又有血压降低、血流缓慢或血管痉挛、血液黏度和凝固度增高等因素，使血液的有形成分附着于动脉的内膜，形成血栓而发病。脑梗死患者易发病的年龄在60岁以上，发病较慢，多发生在安静时、睡眠中、血压下降、血流缓慢时发病，大多数患者没有头痛呕吐、没有意识障碍，但会出现偏瘫，也有少数人发病时头项强直。脑栓塞是指颅外其他部位的各种栓子进入血液循环，堵塞脑动脉。本病常见于心脏病的并发症，多发于中年，发病最急，常发生于心内膜炎、心房颤动、风湿性心脏病等发作时。症状：闭证是指突然昏仆、口噤不开、四肢不温、静卧不烦；脱证表现为汗出如珠如油、目合口张、鼾声微弱、肢体瘫软、手撒便遗，多数患者没有头痛呕吐现象，但少数患者有轻微的意识障碍，发病后会出现偏瘫，没有颈项强直症状。

注：心肌梗死患者的脸憋得特别紫、胀，并伴有大量出汗，心肌梗死和脑梗死两症的共同点是血管阻塞。

（2）治疗。①点掐手足部井穴：中冲、少冲（先用）、关冲、少泽、商阳、少商（后用）、足大趾、足中趾穴；②枕骨下各穴：通里、偏历、合谷、阳溪穴；③辅助穴位点按：关元、肩井、涌泉、足三里穴等。每穴2～4分钟，每日2次。

（3）穴位：如图3-15～图3-27所示。①中冲穴：手指，中指尖的中央处；②少冲穴：手指，手小指背末节桡侧，距指甲角0.1寸处；③关冲穴：手指，手环指背末节尺侧，距指甲角0.1寸处；④少泽穴：手指，手小指背末节尺侧，距指甲角0.1寸处；⑤商阳穴：手指，手示指背末节桡侧，距指甲角 0.1 寸处；⑥少商穴：手指，手拇指背末节桡侧，距指甲角 0.1 寸处；⑦足大趾穴：脚大趾趾腹中下内侧处；⑧足中趾穴：脚中趾趾腹中处；⑨枕骨下各穴：沿脑后枕骨边缘点按（风府、风池、完骨、翳风等）；⑩通里穴：前臂掌侧，腕横纹神门穴上 1 寸（当尺侧腕屈肌腱桡侧缘）；　偏历穴：腕背横纹阳溪穴上 3 寸处（在阳溪穴与曲池穴连线上）；　阳溪穴：腕背横纹桡侧端凹陷处（当拇指上翘时，拇长伸肌腱与拇短伸肌腱之间凹陷处）；

关元穴：下腹部，前正中线，脐中下 3 寸；　肩井穴：肩部，大椎穴与肩峰（肩部高处）连线之中点处；　涌泉穴：如图 3-11 所示；　足三里穴：小腿前外侧，犊鼻穴下 3 寸距胫骨前缘一横指⑯

注：目的是加大进入脑部血液的流量及压力，进出畅通，清淤散结，从而使阻塞缓解。需要按疗程治疗，一般7～10天为一个疗程。

附：缺血性中风两症血管阻塞和血管破裂发病的前兆

　　头晕目眩，舌头转不过来，突然说话滞大不利索，走路时突然踉跄（走路不稳），突然拿不住手上的杯子、筷子或者笔等。

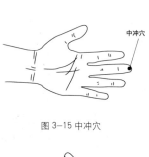

图 3-15 中冲穴

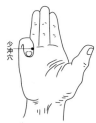

图 3-16 少冲穴

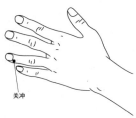

图 3-17 关冲穴

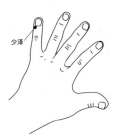

图 3-18 少泽穴

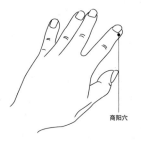

图 3-19 商阳穴

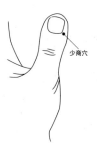

图 3-20 少商穴

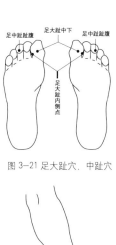

图 3-21 足大趾穴、中趾穴

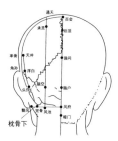

图 3-22 枕骨下穴

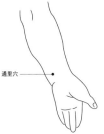

图 3-23 通里穴

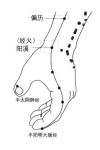

图 3-24 偏历穴、阳溪穴

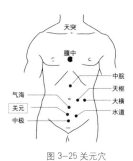

图 3-25 关元穴

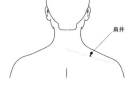

图 3-26 肩井穴

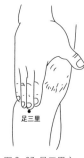

图3-27 足三里穴

2）血管破裂

（1）分类和特征。脑血管破裂为出血性中风，分为脑出血和蛛网膜下腔出血。脑出血又称脑溢血，是由于脑动脉血管非外伤性破坏，血液进入脑实质内而发生的疾病。如高血压、血液病伴有出血倾向、恶性肿瘤、先天性畸形等。脑出血易发年龄为55～65岁，发病急，多数在情绪激动时，或用力使血压骤升等情况下发生。症状：头痛、呕吐、意识障碍、出现偏瘫，有些患者有颈项强直的症状。重症者会出现突然昏仆、口噤不开、面赤身热、两手紧握、痰壅气粗、声如拽锯的症状。当患者昏迷，见张口气粗直呼出而不见明显吸气，属脑内出血压迫了呼吸神经致肺绝，是临终信号。蛛网膜下腔出血是指脑底、脊髓或脑浅表部位的血管非外伤性破裂，血液直接进入蛛网膜下腔而言，如颅内动脉瘤、高血压、动脉粥样硬化等。蛛网膜是一层半透明的膜，位于硬脑膜深部。蛛网膜下腔出血，青、中、老年都容易发病，而且发病急骤突然，多数在活动时发病；发病时头痛、呕吐剧烈，意识障碍可有可无，轻重不一，但没有偏瘫和颈强直的症状；两症的共同点是出血。

（2）治疗：两耳尖放血，点按脚趾井穴，弹拨上胸椎骨华佗夹脊，枕骨下各穴、手中指背。辅助穴位：通里、心俞、肩井、悬钟、丰隆、足三里等（每穴点按2～4分钟，每日2次）。两耳尖放血：折叠耳上边缘，揉一揉，用三棱针放血至鲜血出（见图3-28）。点按或掐法脚趾井穴：先阳经后阴经，从小趾点掐至大趾，特别是足大趾腹中部偏内下处（见图3-29～图3-30）。上胸椎骨华佗夹脊：先左后右，在胸椎3～6节缘上用肘尖弹拨（见图3-31）。

（3）穴位：枕骨下各穴如图3-22所示。①中指背穴：用掐法掐中指甲下缘（半寸不到）两边处（见图3-32）；②通里穴：如图3-23所示；③心俞穴：背部，第5胸椎棘突下旁开1.5寸处（见图3-33）；④肩井穴：如图3-26所

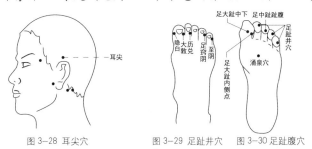

图3-28 耳尖穴　　　图3-29 足趾井穴　图3-30 足趾腹穴

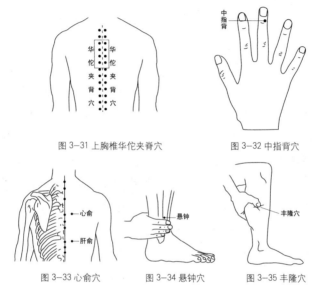

图 3-31 上胸椎华佗夹脊穴

图 3-32 中指背穴

图 3-33 心俞穴

图 3-34 悬钟穴

图 3-35 丰隆穴

示；⑤悬钟穴：小腿外侧，外踝尖上3寸，靠腓骨后缘（见图3-34）；⑥丰隆穴：小腿外侧，外踝尖上8寸，距胫骨前缘2横指（见图3-35）；⑦足三里穴：如图3-27所示。

注：①脑溢血急救重点是使患者从昏迷中清醒（耳尖放血、点按脚趾井穴、华佗夹脊弹拨均是启闭开窍）。②加大脑部血液循环，增加循环的流速，疏通经络，当务之急是代谢已溢出的淤血。患者苏醒后需要按疗程治疗，7～10天为一个疗程。

提示：出血性中风两症发病前兆是面红发赤，一阵阵刺痛般的头痛，眼睛看东西有重影。

二、面部

面部为脏腑精气所荣，又为心之外华。面部的目、耳、鼻、口、舌五官与五脏关联密切，而且面部与五官病变联系，最常见的如下所述。

1. 三叉神经痛

（1）分类和特征。顾名思义，三叉神经在面部有 3 个分支，第 1 支叫眼神经，在眼上额部，管理人的鼻部及眼球；第 2 支在眼眶下，叫眶下神经，也叫上颌神经，管理面中部皮肤、鼻腔黏膜、上腭黏膜；第 3 支叫下颌神经，管理口两边皮肤、下牙槽、舌前 2/3 及口腔黏膜。三叉神经痛有原发性和继发性两种：原发性是指由病毒感染、受寒、劳倦或情绪过激等因素诱发；继发性三叉神经痛可由病如邻近组织器官炎症或肿物压迫、创伤等所致。三叉神经病变有反复发作性、短暂性、阵发性剧痛，疼痛每次可持续数秒，每日发作数十次或百次，表现为痛如刀割、电击、烧灼或针刺样。好发于成年人，老年人居多，女性多于男性。第 2 支、3 支神经分管区发病多见。如果病变，疼痛难忍、口眼㖞斜。

(2) 治疗：第 1 支神经分管区发病点按阳白、悬颅穴；第 2 支神经分管区发病点按四白、颧髎、巨髎、合谷穴；第 3 支神经分管区发病点按颊车、下关、承浆、合谷穴。3 支神经分管区发病均可点按中指第 3 节指腹外侧痛点（面侧点）。每穴点按 2 ～ 4 分钟，每日 2 次，需要按疗程治疗，15 天为一个疗程。

(3) 穴位。①阳白穴：面额部，眼平视，瞳孔直上，眉上 1 寸处（见图 3-36）；②悬颅穴：头侧部，头维穴与曲鬓弧形连线中点处（见图 3-37）；③四白穴：眼平视，瞳孔直下 1 寸稍内，当眶下孔部位（见图 3-38）；④颧髎穴：眼外角直下方，颧骨下缘凹陷处（平鼻翼下缘）（见图 3-39）；⑤巨髎穴：四白穴直下方，颧骨下缘内侧处（平鼻翼下缘）（见图 3-38）；⑥合谷穴：如图 3-7 所示；⑦颊车穴：面颊，下颌角直上半寸不到处，咬牙时，于咬肌隆起处（见图 3-40）；⑧面侧点穴：手中指第 3 节指腹外侧痛点（见图 3-41）；⑨下关穴：耳屏前约 1 横指，当颧骨弓与下颌切迹所形成的凹陷处（见图 3-42）；⑩承浆穴：面部，当颏唇沟的正中凹陷处（见图 3-43）。

注：①寒邪入络：呈阵发而短暂的闪电样或烧灼样剧痛，患部恶

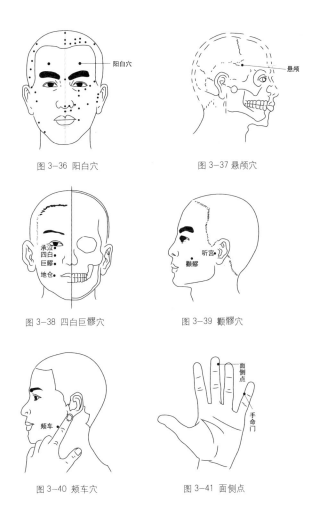

图 3-36 阳白穴

图 3-37 悬颅穴

图 3-38 四白巨髎穴

图 3-39 颧髎穴

图 3-40 颊车穴

图 3-41 面侧点

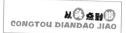

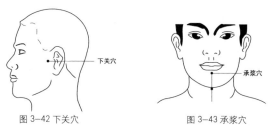

图 3-42 下关穴   图 3-43 承浆穴

风寒，伴有眩晕、心悸者加太冲、翳风、内关穴。②痰湿阻滞：患者出现阵发性刺痛或酸痛，时轻时重，神疲、胸闷、食欲缺乏者加脾俞、足三里穴。③忌辛辣，可加维生素 B$_1$、复合维生素 B。

2. 面神经麻痹

（1）分类和特征。面神经布耳门入内耳道，分支分布于面部表情肌，管理面部肌肉的运动、舌前 2/3 味觉、舌下腺、下颌下腺等。面神经麻痹有原发性和继发性两种。原发性面神经麻痹非炎症性常见，病因为病毒感染、感冒、面部受寒而诱发；继发性面神经麻痹则由邻近组织、器官的炎症、颅脑病变、肿瘤或创伤所致。中医学认为发病多因体弱、正气不足，为风、寒外邪乘虚侵袭，痹气滞留经络而发病。病变时单侧表情肌麻痹（瘫痪）、肌肉跳动、口眼㖞斜，中医称为面瘫。

（2）治疗：点按牵正、地仓、合谷、中指第 3 节指腹外侧痛点。每穴点按 2～4 分钟，每日 2 次，需要按疗程治疗，

15 天为一个疗程。

（3）穴位。①牵正穴：经外奇穴、颊部，耳垂前一横指，约1寸处（见图3-44）；②地仓穴：平口角，向外开0.4寸处（见图3-45）；③合谷穴：如图3-9所示；④中指第3节指腹外侧痛点：见图3-41面侧点。

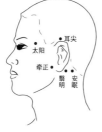

图3-44 牵正穴

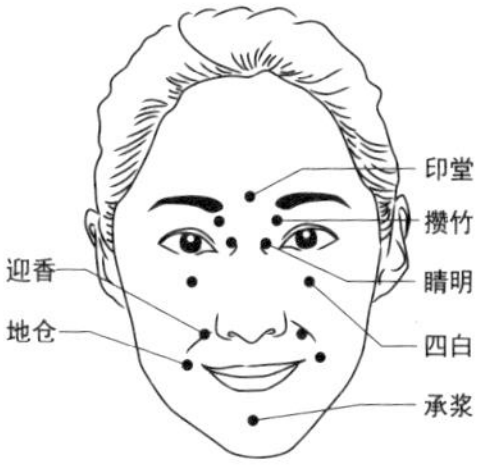

图3-45 地仓穴

注：①风寒犯络：常突然发病，眼睑闭合不全，口角下垂歪向健侧，食物滞留颊内，饮水流液者加穴位颊车、翳风、头部运动下区（同侧，穴在头维穴上下）。②继发性面瘫：症状同上，但能闭目，可做皱眉活动，面下部出现瘫痪者加穴位额髎、承浆、头部运动下区（同侧）。③忌辛辣，加服维生素 B₁。

3. 眼疾

眼睛称目，目为肝之窍，心之使；五脏六腑精气皆上注于目。眼睛是人体最重要的感觉器官。因为视觉是近距离和远距离均可感知，眼睛让我们看到周围环境及世界的全貌，所以人脑获得的信息中，约有 95% 来自视觉。视觉很重要，而它的发病因素多，下面从 5 个方面介绍点穴治疗、保健眼睛。

(1) 肝胆功能差的人患眼疾：点按光明、头临泣、足临泣穴。①光明穴：小腿外侧，外踝尖上 5 寸腓骨前缘处（见图 3—46）；②头临泣穴：头部，瞳孔直上，入前发际 0.5 寸，神庭与头维连线的中点处（见图 3—47）；③足临泣穴：足背外侧，第 4、第 5 趾跖骨结合部的前方凹陷处（见图 3—48）。

(2) 视神经萎缩的眼疾：点按风池、至阴、承泣、瞳子髎、攒竹穴。①至阴穴：足外侧，足小趾末节外侧，距趾甲根角 0.1 寸处（见图 3—49）；②承泣穴：面部，瞳孔直下，下眼眶缘上（见图 3—50）；③瞳子髎穴：面部，外眼角外 0.5 指寸凹陷中（见图 3—51）；④攒竹穴：面部，眉内侧端凹陷处，眼眶上切迹中（见图 3—52）。

(3) 老眼昏花：点按睛明、瘈脉、眼点、肝俞穴。①睛明穴：面部，眼内眦内稍上方凹陷处（见图 3—53）；②瘈脉穴：头侧部，耳后乳突中央、角孙与翳风之间、沿耳轮连线的中、下 1/3 的交点处（见图 3—54）；③眼点穴：大拇指掌指关节与指指关节交界的尺侧偏指背（见图 3—55）；④肝俞穴：背部，第 9 胸椎棘突下旁开 1.5 寸处（见图 3—56）。

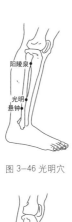

图 3-46 光明穴

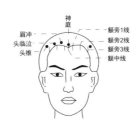

图 3-47 头临泣穴

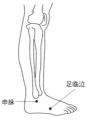

图 3-48 足临泣穴

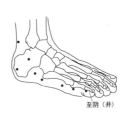

图 3-49 至阴穴

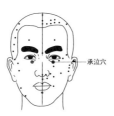

图 3-50 承泣穴

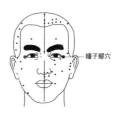

图 3-51 瞳子髎穴

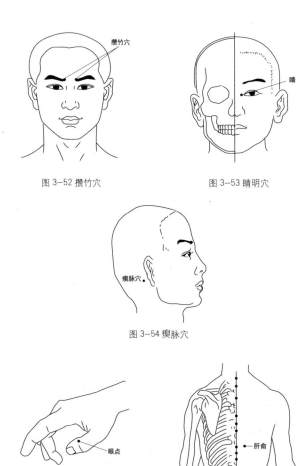

图 3-52 攒竹穴

图 3-53 睛明穴

图 3-54 瘈脉穴

图 3-55 眼点穴

图 3-56 肝俞穴

（4）青光眼、白内障、眼底动脉水肿、视盘水肿：点按承泣、四白、睛明、童子髎、至阴、肝俞穴，以上 4 症各穴点按 2～4 分钟，每日 2 次。①承泣穴：如图 3-50 所示；②四白穴：如图 3-38 所示；③睛明穴：如图 3-53 所示；④瞳子髎穴：如图 3-51 所示；⑤至阴穴：如图 3-49 所示。⑥肝俞穴：如图 3-56 所示。

注：①善治一切眼疾的穴位：睛明、承泣、至阴、肝俞穴。②均可加太冲、太溪、眼点穴，服用维生素 A、复合维生素 B 片或维生素 B$_2$。③需要按疗程治疗，30 天为一个疗程。④洗眼保健：低温开水 1000 毫升或更多点，放食盐 6~8 克，睁眼浸于水中并眨眼或转动眼球。每日早晚各一次，每次洗眼约 3 分钟。长期洗眼可治疗眼睛各症。

4. 耳部疾病

耳是人的听觉器官。耳为肾之窍，而心寄窍于耳，手足少阳经布于耳；多因肝胆湿热上行、肾阴虚火上炎、气血淤滞耳道成疾；耳鸣是指患者自觉耳内鸣响，如蝉声、潮声、机器声，或细或重，妨碍听觉。听力减退急性的少，慢性的多，而且与失眠、健忘、眩晕等证同时出现的多，但也有单独发生的；造成耳鸣耳聋、听力减退的因素很多，最直接的是肾脏，因为肾开窍于耳，当肾精亏虚时易发病；

其次肝胆火盛，因为足少阳胆经上入于耳，下络于肝，肝气逆则头痛、耳聋（耳聋也可由自耳鸣发展而来）。别的因素　　如药物、反复感冒、外伤等省略。

1）耳鸣、耳聋

耳在脑之侧，内通于脑。耳又为肾之外窍，肾藏精主骨生髓，脑为髓海，肾精充足，髓海得濡养，则听觉正常；如肾精虚损，则髓海空虚，发为耳鸣。

（1）治疗：点按同侧面侧点；同侧手命门穴；同侧中渚穴，点按耳门、听宫、听会、脑空、风池、后溪、阳谷、肾俞、太溪穴。每穴点按 2～4 分钟，每日 2 次，需要按疗程治疗，30 天为一个疗程。

（2）穴位。①面侧耳点穴：环指第3节中部偏小指处，耳点在指侧面（见图3-57）；②手脚命门穴：手脚小指，趾第2、第3节中点偏桡侧，脚异侧相对应点（见图3-57、图3-58）；③中渚穴：手背，第4、第5掌骨间凹陷处，脚背异侧相对应点（见图3-59）；④耳门穴：耳前，听宫上方与耳屏上切迹相平处，张口取穴（见图3-60）；⑤听宫穴：耳屏正中前端凹陷处，张口取穴（见图3-60）；⑥听会穴：耳屏前下方，与耳屏间切迹平齐处，张口有凹陷处（见图3-60）；⑦脑空穴：头后部，风池穴直上1.5寸处

（见图3-61）；⑧风池穴：颈后部，当枕骨之下，与风府相平，胸锁乳突肌与斜方肌上端之间的凹陷处（见图3-8）；⑨后溪穴：手掌尺侧，第5掌骨小头后方掌横纹上赤白肉际处（见图3-62）；⑩阳谷穴：腕背横纹尺侧端凹陷处（见图3-63）；⑪肾俞穴：腰部，第2腰椎棘突下旁开1.5处（见图3-64）；⑫太溪穴：足内侧，内踝尖与跟腱连线的中点（见图3-65）。

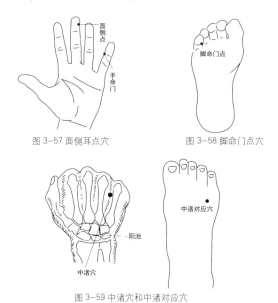

图 3-57 面侧耳点穴 　　　 图 3-58 脚命门点穴

图 3-59 中渚穴和中渚对应穴

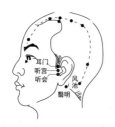

图 3-60 耳门穴、听宫穴和听会穴

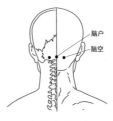

图 3-61 脑空穴

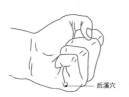

图 3-62 后溪穴

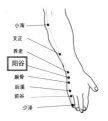

图 3-63 阳谷穴

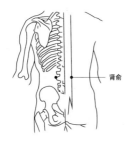

图 3-64 肾俞穴

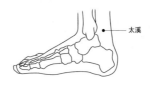

图 3-65 太溪穴

注：①点按上面穴位后，敲打手臂外侧手少阳三焦经和手太阳小肠经，因为两经支脉均进入耳中。②肾开窍于耳，耳疾多因肾虚，所以补肾、补钙是基础。③长期耳鸣、耳聋者耳膜会凹陷，用鼓口气、鸣天鼓方法进行保健。④扰耳：按擦双耳前后上下 6 穴，即耳门、听宫、听会、颅息、瘈脉、翳风穴，对防治耳疾、耳鸣、耳聋等有良效。

2）听力减退

老年人听力减退是一种生理现象，中年以后听力开始衰退，65 岁以后衰退加快。此外，长期疲劳、休息不好以及工作或生活环境噪声大者，或患有心血管疾病、鼻炎、耳炎等疾病者容易出现听力减退。

（1）治疗：点按同侧耳点，同侧面侧点；点按耳门、听宫、听会、颅息、瘈脉、翳风、肾俞、涌泉、太溪穴。每穴点按 2 ~ 4 分钟，每日 2 次，需要按疗程治疗，30 天为一个疗程。

（2）穴位。①耳点穴：耳上 1.5 寸、横 2 寸处（见图 3-66）。②面侧耳点穴（见图 3-57）；耳门、听宫、听会穴（见图 3-60）；瘈脉穴（见图 3-54）；肾俞穴、太溪穴和涌泉穴见图 3-64、图 3-65、图 3-9。③颅息穴：耳后，瘈脉沿耳轮线上 1 寸处（见图 3-67）。④翳风穴：耳垂后方，乳突

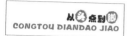

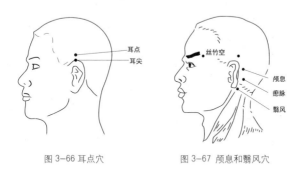

图 3-66 耳点穴   图 3-67 颅息和翳风穴

与下颌角之间的凹陷处，张口取穴（见图 67）。

注：①多数患者听力减退的根源在于肾虚，点穴后虽然有缓解的效果，还需要与饮食补肾相结合。②耳鸣、耳聋、听力减退有新病、久病之分，病机有虚实之分，多数暴发为实，渐起多虚；实证多因痰火郁结或肝胆火盛上扰清窍，引起耳聋。虚证多因肾阴亏虚，耳鸣如蝉声，音低绵延。③平时保健：养心怡性节房事；服两种以上药物者不要图省事一起服用，应分时段服用，防止药物导致耳鸣、耳聋、听力减退。

5. 鼻疾

鼻位居面部中央，为肺之窍，是呼吸的通道，管理着嗅觉。鼻疾多为外邪侵袭或肺胃蕴热，或阴虚肺燥伤及鼻络所致。这里介绍鼻出血及各种鼻疾综合治疗。

1）鼻出血

西医的因素较多；中医多为虚火上炎，鼻腔干燥，毛细血管破裂所致。

（1）治疗：点按同侧二间，异侧隐白、涌泉穴，每穴点按1～2分钟。

（2）穴位。①二间穴：示指掌指关节前，桡侧凹陷处（见图3-68）；②隐白穴：足大趾末节内侧，距趾甲角0.1寸处（见图3-69）；③涌泉穴：如图3-9所示。

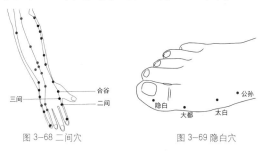

图3-68 二间穴　　　　　图3-69 隐白穴

2）善治各种鼻疾的穴位

（1）治疗：点按迎香、印堂、通天、承灵、天府穴。每穴点按2～4分钟，每日2次，需要按疗程治疗，7～10天为一个疗程。

（2）穴位。①迎香穴：鼻翼外缘中点旁开0.5寸，当鼻唇沟中（见图3-70）；②印堂穴：额部，当两眉连线之中

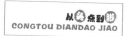

点（见图3-71）；③通天穴：头部，前发际正中直上4寸，旁开1.5寸（见图3-72）；④承灵：头部，前发际正中直上4寸，旁开2.25寸（见图3-73）；⑤天府穴：臂内侧，肱二头肌桡侧缘，腋前纹头下3寸（见图3-74）。

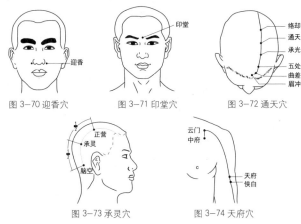

图3-70 迎香穴　　　图3-71 印堂穴　　　图3-72 通天穴

图3-73 承灵穴　　　图3-74 天府穴

注：①点按以上穴位后，敲打手太阴肺经和手阳明大肠经；因为肺开窍于鼻，鼻疾多因肺虚，所以饮食上补肺是基础。②慢性鼻炎者用低温开水 1000 毫升或更多点，放食盐 6～8 克，用鼻孔吸水洗鼻，每日早晚各一次，每次约 3 分钟。③鼻塞者按揉中指背第二节。

6. 口腔疾病

脾开窍于口，其华在唇，手足阳明经环绕口唇；口又包括舌、牙齿等，舌头又是全息之体，反映了脏腑的虚实、气血的盛衰；牙齿为骨之余，骨为肾所主，牙龈乃胃之络，手足阳明经络齿龈。口腔常见的病变如下。

1）口干、唇干

口干的原因很多，根源是肝肾阴虚，热盛津液伤，津液不能上承；经常口干是多种疾病的信号，如消化系统疾病、糖尿病、高血压、呼吸系统疾病等，有些药物也容易导致口干。

（1）治疗：点按阳池、行间、涌泉、章门穴。每穴点按2～4分钟，每日2次，按疗程治疗，3～7天为一个疗程。

（2）穴位：①阳池穴：腕背横纹中央，稍偏尺侧凹陷处（指伸肌腱中）（见图3-75）；②行间穴：足背，当第1、第2趾间，趾蹼缘后方赤白肉际处（见图3-76）；③涌泉穴：如图3-9所示。④章门穴：侧腹部，第11肋游离端的下方（见图3-77）。

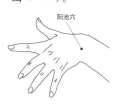

图3-75 阳池穴

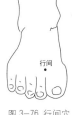

图3-76 行间穴

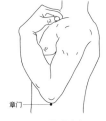

图3-77 涌泉穴

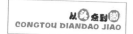

2) 口腔溃疡

口腔溃疡成因复杂,特别是长期溃疡者,病变虽是局部,却联系着全身脏腑功能的虚弱;中医学究其源"诸痛痒疮皆属于心",治疗采用清热泻火的方法。

(1)治疗:点按劳宫、通里、厉兑、内庭、脾俞、脾点、公孙、玉枕穴。每穴点按2～4分钟,每日2次,按疗程治疗,3～7天为一个疗程。

(2)穴位。①劳宫穴:掌心,握拳屈指的中指尖处(见图3-78);②通里穴:如图3-23所示;③厉兑穴:足第2趾末节外侧,距趾甲角0.1寸处(见图3-79);④内庭穴:

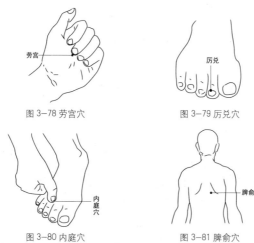

图3-78 劳宫穴　　　　图3-79 厉兑穴

图3-80 内庭穴　　　　图3-81 脾俞穴

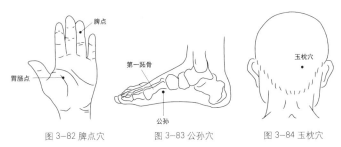

图 3-82 脾点穴　　图 3-83 公孙穴　　图 3-84 玉枕穴

足背第 2、第 3 趾间，趾蹼缘后 0.5 寸（见图 3-80）；⑤脾俞穴：背部，第 11 胸椎棘突下，旁开 1.5 寸（见图 3-81）；⑥脾点穴：手环指第 2、第 3 指节交界的中点（见图 3-82）；⑦公孙穴：足内侧，第 1 跖骨基底之前下凹陷处赤白肉际间（见图 3-83）；⑧玉枕穴：头部，后发际正中直上 2.5 寸，旁开 1.3 寸（见图 3-84）。

注：①长期溃疡者宜补充维生素 B_2 和维生素 C；②少吃咸菜、酱菜、腌腊、烧烤；③仅舌尖痛是心火热，支正、巨阙穴主之。

3）舌强、吐舌

舌为心之苗，又为脾之外候。心主血脉，而舌的脉络丰富，心血上荣于舌，故人体气血运行情况，可反映在舌体上；舌的运动受心神的支配，因而舌体运动是否灵活自如，语言是否清晰，反映了心藏神的功能。舌强、吐舌属于卒中后遗症。

（1）治疗：点按廉泉、完骨、足通谷、滑肉门、少海、温溜穴。每穴 2～4 分钟，每日点按 2 次，按疗程治疗，15 天为一个疗程。

（2）穴位。①廉泉穴：喉结上方，拇指朝下，指关节横纹放在下巴骨正中（颌三角），当拇指尖到达处（见图 3-85）；②完骨穴：头侧耳后，乳突后下方凹陷处，俯首取之（见图 3-86）；③足通谷穴：足外侧，第 5 跖趾关节前外侧凹陷处（见图 3-87）；④滑肉门穴：腹部，脐上 1 寸，水分穴旁开 2 寸（见图 3-88）；⑤少海穴：屈肘，肘横纹内侧端与肱骨内上髁连线的中点处（见图 3-89）；⑥温溜穴：屈肘，前臂背面桡侧，阳溪与曲池连线上，腕横纹上 5 寸（见

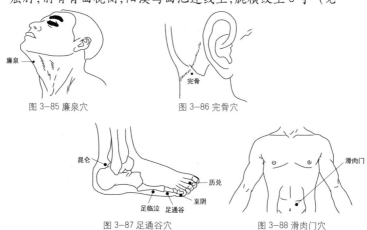

图 3-85 廉泉穴　　　　　图 3-86 完骨穴

图 3-87 足通谷穴　　　　图 3-88 滑肉门穴

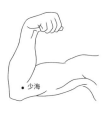

图 3-89 少海穴

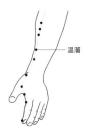

图 3-90 温溜穴

图 3-90）。

4）牙痛

牙齿分上下列。上齿牙床足阳明胃经经过，下齿牙床
手阳明大肠经经过；中医学认为凡虚火上炎，或胃火循经
上扰阳明经，皆可致牙痛。

（1）治疗：点按牙痛点 1 分钟。

（2）牙痛点：异侧脚大趾甲下半寸多找牙痛点。（见
图 3-91）。

注：①上牙痛加内庭、下关、合谷穴，
下牙痛加合谷、承浆、风府穴，牙痛
剧烈加合谷、太冲穴，隐隐作痛加太
溪穴；每穴点按 2～4 分钟，每日 2 次。
②平时保健叩齿，擦肾俞和涌泉穴，
补钙。

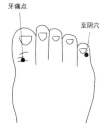

图 3-91 牙痛点

三、颈部

颈部是头和身体连接部分，前部称颈，后部称项。气管（喉）、食管（咽）、脊髓和血液行于内，为清气、饮食、气血、津液循行之要道，颈部的主干是颈椎，共 7 节，具有转向、负重、减震等功能。

1．咽喉肿痛

咽喉是消化系统和呼吸系统共有的管道，其黏膜组织、淋巴组织容易发炎，因为有 8 条经络通过颈部狭窄部位，如肺胃两经郁热上壅可致咽喉肿痛；肾经支络曲绕咽喉，如肾阴不能上润咽喉，虚火上炎可致咽喉肿痛等。

（1）治疗：点按鱼际、液门、照海、咽喉点穴，每穴点按 2～4 分钟，每日 2 次。

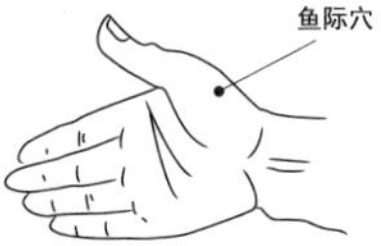

（2）穴位。①鱼际穴：手部，第 1 掌骨中点桡侧赤白肉际处（见图 3-92）；②液门：手背第 4、第 5 指缝间后方，第 4 掌指关节前方处（图 3-93）；③照海穴：足内侧，内踝尖下方凹陷处（见图 3-94）；④咽喉点：中指第 2、第 3 节交界中点（见图 3-95）。

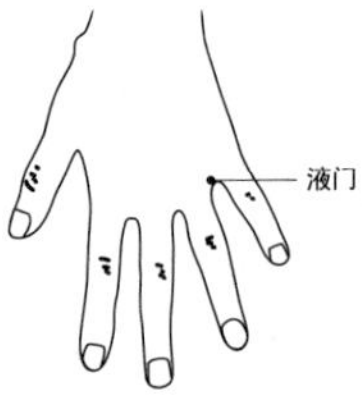

图 3-92 鱼际穴

图 3-93 液门穴

注：①体质阴虚火旺型的加太溪穴宜补，中渚

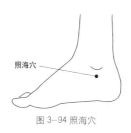

图 3-94 照海穴

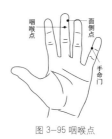

图 3-95 咽喉点

穴宜泻。②咽喉肿甚，饮水也痛：少商、商阳两穴放血；咽哽者不能语加间使穴。

2. 颈椎病

颈椎病是指颈椎椎间盘退行性改变或继发性改变，使脊神经根、脊髓、交感神经、椎动脉等脊柱周围组织受累，而引起的一系列症候群，又称颈椎综合征。现代颈椎病发病率高，发病年龄越来越年轻化，点穴治疗时应分型，有两种类型以上的临床症状为混合型。

1）颈型

较轻的一种，由于头颈长期处于单一姿势，造成颈部肌肉酸麻胀痛，反复落枕，脖子发紧、发僵，易疲劳，通过颈部拿捏按摩会觉得好些。

（1）治疗：按摩颈椎棘突两旁大筋，拿捏上太溪、上昆仑穴。每穴按摩 2～4 分钟，每日 2 次。

（2）穴位。①颈椎棘突两旁大筋：颈椎 7 节，从风池到大椎的两边（见图 3—96）；②上太溪穴：太溪穴直上 1 寸（见图 3—97）；③上昆仑穴：昆仑穴直上 1 寸（见图 3—98）。

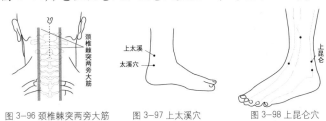

图 3-96 颈椎棘突两旁大筋　　　图 3-97 上太溪穴　　　　图 3-98 上昆仑穴

2）神经根型

最常见的一型。因关节突关节、钩椎关节退变和增生，与颈椎间盘的变性或侧突有关；当上述因素刺激和压迫穿经椎间孔的颈神经根后，便形成此型颈椎病。颈枕部或颈肩部疼痛或麻木（症状发生在上肢），呈持续性或阵发性并向上肢及手传导，常有针刺样或过电样串麻感；当颈部活动咳嗽、打喷嚏或用力稍大时疼痛及串麻感加重，同时可伴有上肢肌肉萎缩、发沉、酸痛无力、动作不灵活等现象，夜间颈肩部及上肢可能疼痛加剧。

（1）治疗：按摩颈椎棘突两旁大筋，重点按风池穴下，如左手麻木，用左手弹拨右侧风池穴下大筋，右手麻木弹左侧；拿捏上太溪、上昆仑；点按消泺穴。每穴按摩 2～

4分钟，每日2次。

(2) 穴位。①颈椎棘突两旁大筋如图 3-96 所示，上太溪穴如图 3-97 所示，上昆仑穴如图 3-98所示。②消泺穴：臂外侧，肘尖直上 6 寸处（见图 3-99）。

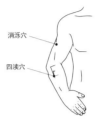

图 3-99 消泺穴

3) 椎动脉型

比较常见的类型。椎动脉起自锁骨下动脉，上行穿过第 6 颈椎至第 1 颈椎横突孔，经枕骨大孔进入颅腔，供应脑干和小脑的血液。当颈椎退行性病变后，颈部长度缩短，椎动脉相对增长，动脉容易出现弯曲，加上邻近骨赘和无菌性炎症的压迫，以及动脉本身粥样硬化管腔狭窄，极易造成椎动脉供血减少。（症状在头部）发作性眩晕，眩晕呈旋转性，双下肢站立不稳，伴有头晕、目眩；头痛多在枕部及顶枕部胀痛或跳痛；有突然弱视或失眠的短暂现象，也有眼前发黑、冒金星或重影等；猝倒是本病的一种特殊症状，常在转头或低头时发生，反向活动时症状消失。

(1) 治疗：按摩颈椎棘突两旁大筋，拔伸颈椎（肘托头部拔伸法，见图 3-100）。平时最好用牵引器牵引；拿捏上太溪、上昆仑穴，点按大杼、阳陵泉穴。每穴拿捏2～4分钟，

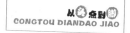

每日 2 次。

（2）穴位。①颈椎棘突两旁大筋见图 3-96，上太溪穴（见图 3-97），上昆仑穴（见图 3-98）；②大杼穴：背部，第 1 胸椎棘突下旁开 1.5 寸（见图 3-101）；③阳陵泉：小腿外侧，当腓骨头前下方凹陷处（见图 3-102）。

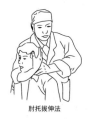

图 3-100　肘托头部拔伸法

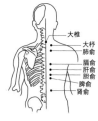

图 3-101　大杼穴

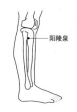

图 3-102　阳陵泉穴

4）交感神经型

症状最多样的一型。因钩椎关节是颈椎骨赘的主要部位，钩椎关节增生后，刺激和压迫椎动脉周围的交感神经，造成椎－基底动脉痉挛、血流量减少，以及交感神经功能障碍。症状在五官，表现为头痛或偏头痛、头沉、头晕、恶心、呕吐、心律失常；视物模糊不清，畏光、流泪、瞳孔扩大或缩小，眼睛胀痛，眼睑下垂；血压忽高忽低，肢体发凉，头颈部及四肢出汗或干燥；耳鸣、听力下降；面部发麻，头皮水肿；胃肠胀气等。

(1) 治疗: 按摩颈椎棘突两旁大筋, 重点点按大筋上、中、下三脉处, 点按风池、消泺、阳陵泉穴, 拿捏上太溪、上昆仑穴。每穴拿捏 2 ～ 4 分钟, 每日 2 次。

(2) 穴位。①颈椎棘突两旁大筋 (见图 3-96), 上太溪穴 (见图 3-97), 上昆仑穴 (见图 3-98)。②风池穴 (见图 3-8), 消泺穴 (见图 3-99), 阳陵泉穴 (见图 3-102)。

5) 脊髓型

比较严重的一型。常见病因有椎间盘向后突出, 椎体后面骨质增生、关节突关节增生或黄韧带肥厚与钙化; 致使椎管狭窄脊髓受压, 或影响脊髓循环及血供。症状在四肢和全身, 表现为进行性四肢麻木、无力、僵硬、活动不灵活, 双手拿小物件常落地, 扣衣服、写字、拿筷子出现困难; 双下肢发凉、沉重、发笨、走路不稳、有踩在棉花包上行走的感觉; 严重者四肢瘫痪, 胸部或腹部有捆紧感(束带感), 大小便困难或失禁。建议采用手术治疗, 症状轻者服药, 如根痛平颗粒。

注: ①以上颈椎病需要按疗程治疗, 30 天为一个疗程; ②以上颈椎病均可做米字操、颈椎保健操、燕子展翅操。还可掐按两手中指背中节中间线上的痛点。

附：

1. 米字操

人自然站立，两脚稍分开，眼平视；用自己头当笔尖在空中写米字，动作不要快，写时要有笔锋。每遍最好做6次。

2. 颈椎保健操

(1) 低头与仰头运动：人正常的颈椎低头能夹住纸，夹不住纸说明颈椎有问题，低头与仰头运动简单，但在做仰头动作时，仰头要停顿20～30秒，因为工作劳作时低头的时候很多，仰头的时候少，故仰头必须停顿，这样给颈椎的间盘制造真空，使气血凭借真空的力量回到颈部椎间盘中。

(2) 左右侧屈运动：头颈部向左右侧屈运动，以增强颈部后纵韧带、棘间韧带、纤维环等拉伸韧性，同时使肌肉与神经得到舒展、气血得到通畅。在做侧屈运动时，要尽量屈向肩部，停留几秒后，要慢慢恢复颈部原位再向另一侧屈动。

(3) 左右转头运动：头颈部向左右转头运动，使增强第1颈椎（寰椎）与第2颈椎（枢椎）的灵活度，在做左右转头运动时，要使头颈部转动到最大角度后，再反复一两次用力弹动。最后慢慢地恢复颈部到原位再向另一边转动。

注：常做这 6 个动作，可以使颈椎间盘回归到正常位置，改善椎关节的活动能力。在颈椎保健中可以立着做，也可以坐着做，操练次数自己掌握，以颈部得到疏松为度。

3. 燕子展翅操

两手展开平举其肩，双手掌向上翘起到最大角度，两脚分开齐肩宽，活动双手，上下来回如燕子展翅，每次上下运动 36 下，休息片刻再做一次，以两次为一遍，上午、下午各做一遍。作用：舒展肩颈肌肉，放松脊神经，使气血通畅。

四、肩部

肩部是指由胸锁关节、肩锁关节、肩肱关节、肩胛胸壁关节等组成的关节复合体；肌肉包括三角肌、冈上肌、冈下肌、小圆肌、大圆肌、斜方肌等；当年老体虚、劳累过度，或风寒湿入侵、气血运行不畅时，筋脉拘急，不通则痛。

1. 肩周炎

好发年龄在 50 岁左右，故称五十肩和漏肩风；西医叫肩关节周围炎，是肩关节周围的筋腱发生损伤性、退行性病变，引起以肩关节疼痛、活动功能障碍为主要症状的常见病、多发病。

（1）治疗：①一指禅推同侧上背部肩胛骨内侧，呈直线 3 遍；一指禅推肩胛骨上缘、外缘 3 遍。②点按手背第 4 掌骨肩 3 点：同侧手背第四掌骨上找压痛点，肩关节前面痛点按同侧掌骨内侧点；肩关节后面痛点按同侧掌骨外侧点；肩关节上面痛点按同侧掌骨肩上点；最后点按手掌面第 5 掌骨内侧点。③肩关节功能障碍不能举者点按松筋穴 —— 两侧足三里穴下 1 寸多，每穴点按 2 ～ 4 分钟。

（2）部位。①肩胛骨内侧、肩胛骨上缘和外缘如图 3-103 所示；②手背第四掌骨肩三点如图 3-104 所示，第 5 掌骨内侧点如图 3-105 所示；③松筋穴如图 3-100 所示。

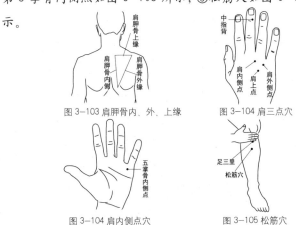

图 3-103 肩胛骨内、外、上缘 　　　图 3-104 肩三点穴

图 3-104 肩内侧点穴 　　　图 3-105 松筋穴

注：①治疗前先用滚法按摩肩关节内侧肱二头肌、外侧肱三头肌、三角肌 3 遍后点穴；点按穴位后再按摩肩关节前后外的肌肉；并展示肩关节。②按疗程治疗，15 天为一个疗程。

2. 肩颈痛

是指一侧颈、肩部肌肉痉挛、酸痛、僵硬，以及活动受限的一种症状；中老年人发病率高，主要是外邪风寒侵扰所致；年轻人常因枕头过高、过低、过硬，睡姿不良或每天久坐电脑前，致使胸锁乳突肌、肩肌疲劳，使肩颈部经脉阻滞、气血不畅而发病；如落枕单侧痛、肩颈肌酸痛、双侧痛。轻者活动不利，重者动则疼痛加重，不能回头看人。

1) 落枕

是指颈项单侧疼痛、活动不利为主症的一种颈部疾病；中年后发病率逐渐增多，轻者休息 1 ～ 2 天可自愈，重者可有严重疼痛，生活不能自理，数周不愈。反复落枕是颈椎病的早期症状。

(1) 治疗：点按同侧外关穴和天宗穴，每穴点按 2 ～ 4 分钟，每日 2 次。

(2) 穴位。①外关穴：前臂背侧，腕背横纹中上 2 寸，尺骨与桡骨之间（见图 3-107）；②天宗穴：肩胛冈下窝的中央，与厥阴俞齐平，与臑俞、肩贞穴成三角形（见

图 3—108）。

注：如外关穴不痛换列缺穴，重症者可加异侧阳陵泉穴。

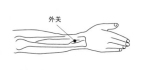

图 3-107 外关穴

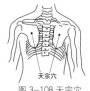

图 3-108 天宗穴

2）肩颈酸痛

是指长期伏案工作，或长期从事电脑操作，使颈肩部肌肉长时间处于紧张状态，造成的颈肩部肌肉僵硬，膀胱经不通畅,加上颈肩部容易受寒凉所引发的酸痛,甚者头痛、头晕、恶心、睡眠质量下降，记忆力减退等症状。这是疲劳困乏、体质下降的预警。

（1）治疗：点按同侧听宫、肩颈肌、肩井和足三里穴。每穴点按 2～4 分钟，每日 2 次。

（2）穴位：①听宫穴、肩井穴和足三里穴分别如图 3—60、图 3—26 和图 3—27 所示。②肩颈肌穴：中指根部两侧掌骨缝上（见图 3—109）。

注：如脑后牵僵连颈部加中指背指甲外侧下半寸处。

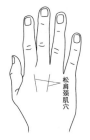

图 3-109 肩井肌穴

五、上肢部

上肢由肩肱关节、手臂、肘关节、前臂、腕、手、指组成；肌肉有三角肌、肱二头肌、肱三头肌、肱肌、肘肌、肱桡肌、桡侧腕屈肌、尺侧腕屈肌、掌长肌、指伸肌等；当感受风寒湿邪或劳损、外伤后，容易发生上臂外侧痛、网球肘、腕部伤筋等。

1. 上臂外侧痛

也叫肩峰下滑囊炎，多数为肱三头肌长头或短头腱鞘囊炎症或损伤，呈无菌性炎症；肌肉易粘连、纤维化，是以外展外旋功能受限、疼痛为主的一种病症。

(1)治疗：点按同侧清冷渊穴外侧 2～4 分钟，每日 2 次；叩击异侧大腿外侧痛点 20 次左右，每日 2～3 次。

(2)穴位。①清冷渊穴：臂外侧，天井穴上 1 寸，屈肘取之（见图 110）；②大腿外侧，如图 111 所示。

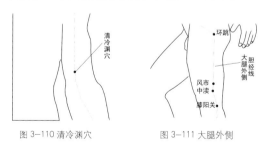

图 3-110 清冷渊穴　　　　图 3-111 大腿外侧

2．网球肘

又称肱骨外上髁炎、肱骨外上髁骨膜炎或桡骨滑囊炎，由于急慢性损伤引起的肱骨外上髁周围软组织疼痛、乏力为主的症状。

（1）治疗：点按肘痛点，2～4分钟。

（2）肘痛点：同侧环指第3节指腹外侧中部（偏小指）（见图3-112）。

注：肘尖痛，环指背第1、第2节交点处寻压痛点。

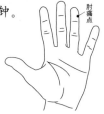

图3-112 肘痛点穴

3．腕部伤筋

因腕部劳损和运动过度，使腕部的桡骨茎突部的外展拇长伸肌和拇短伸肌、肌腱与纤维性鞘管壁摩擦产生炎性疼痛，又称桡骨茎突狭窄性腱鞘炎。

（1）治疗：①点按解溪穴外，左手取右脚，右手取左脚；②点按腕止痛穴；③点按阳陵泉，每穴2～4分钟，每日2次。

（2）穴位。①外解溪穴：解溪穴外，足背与小腿交界处的横纹外侧（见图3-113）；②腕止痛穴：同侧手环指背第2、第3节交点上找压痛点（见图3-114）；③阳陵泉穴如图3-102所示。

注：①以上三个病症需要按疗程治疗，3～7天为一个疗程；②是
外力伤害造成的，每日4次。

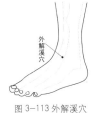

图 3-113 外解溪穴

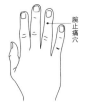

图 3-114 腕止痛穴

六、前胸部

胸部有心肺两脏、乳腺、胸隔膜等，反映的症状较多，
病理复杂；心为君主之官，主血脉，又主神志，为五脏六
腑之大主，心病常见症状有心悸、怔忡、心痛、心烦、失眠、
健忘、精神错乱、神志昏迷等。肺脏上连气道、喉咙，开
窍于鼻；司呼吸，主一身之气，并通调水道；肺病常见症
状有咳嗽、气喘、痰饮等。下面按区域划分治疗，如胸上痛、
乳区痛、虚里痛、胁肋痛，还有感冒、咳嗽、气喘。

1. 胸上痛

位于锁骨下、乳部上区域。常因经络阻滞而痉挛（西
医称为神经性疼痛）或外伤所致，还有少数久咳者发此症。
有隐痛、钝痛、吸气痛等，发病时运动受限，当快走、劳
动时吸气不爽，产生疼痛。此症发生率低，但医院治疗药

力难以祛痛，患者长期痛苦，经络点穴治疗，立马缓解。

治疗：点按胸痛点。左上胸痛点右脚背，右上胸痛点左脚背，每穴点按2～4分钟，每日2次。

胸痛点：异侧脚背第2、第3趾缝上1.5寸处（见图3-115）。

注：外伤者每日4次。按疗程治疗，7天为一个疗程。

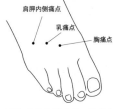

图3-115 胸痛点穴、乳痛点穴

2. 乳区痛

多为乳腺增生、乳腺发炎。乳腺炎多因乳汁积滞时细菌感染发炎，有胀痛、压痛、触痛等，有明显的硬结，甚者化脓。乳腺增生由于气滞血瘀，冲任两经气血不畅，致使月经不调、内分泌激素紊乱、乳腺上皮和纤维组织增生、乳房周期性疼痛为特征，常为胀痛或刺痛；以一侧偏重多见，或放射至同侧腋窝肩背而痛，有些表现为乳头痛或痒，乳房痛常于月经前数天出现，还有情绪变化过激而痛。

（1）治疗：点按乳痛点，左乳痛点右脚背，右乳痛点左脚背；点按乳根、天池、屋翳、天宗、厥阴俞穴。每穴2～4分钟，每日2次。

（2）穴位。①乳痛点：异侧脚背第3、4趾缝上1.5寸处（见图3-115）；②乳根穴：乳头直下，乳房下沟凹陷处，相当于第 5 肋间（见图 3-116）；③天池穴：胸部，当第 4 肋间隙乳头外 1 寸处（见图 3-117）；④屋翳穴：胸部，当第 2 肋间（膻中上 3.2 寸），距前正中线 4 寸处（见图 3-118）；⑤厥阴俞穴：背部，第 4 胸椎棘突下旁开 1.5 寸（见图 3-119）。

注：按疗程治疗，20 天为一个疗程。

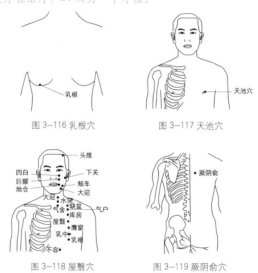

图 3-116 乳根穴　　图 3-117 天池穴

图 3-118 屋翳穴　　图 3-119 厥阴俞穴

3. 虚里痛

也叫心痛、膻中痛、真心痛等。一般由胸部疾病引起，如心血管、肺、胸壁、胸膜、膈肌等问题发生病变。症状除痛以外,还有闷胀感,手脚、后背冷,早期有心慌、心悸等。痛有多种,如心肌缺血会心前区绞痛,冠状动脉硬化为压榨性痛等。

　　(1)治疗:点按双手下曲泽,点按后用力向上推30秒放松。

　　(2)下曲泽穴:曲泽穴下1.5寸(见图3-120)。

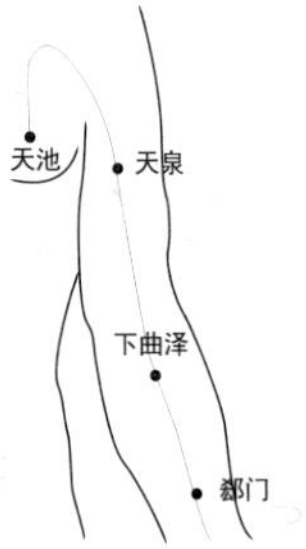

注:①经常心悸、胸闷、心痛的人需加内关、通里、巨阙、心俞穴;有"三高"(高血压、高血脂、高血糖)的病人需加太冲、太溪、太白穴;每穴2～4分钟,每日2次,按疗程治疗,30天为一个疗程。还有敲打心包经。②冠心病发病时含化硝酸甘油缓解。

图3-120 下曲泽穴

4. 胁肋痛

　　包括肋间神经痛,古称岔气;是指因用力不当、姿势不正或屏气等因素,造成气机运行失常而产生痉挛,引起疼痛。胁肋为肝之分野,肝脉分布于两胁,胆经通过身侧,肝胆相表里,故胁痛多与肝胆病变有关。如气血阻络胁痛、肝郁气滞胁痛、肝胆湿热胁痛。

　　1)气血阻络胁痛

　　多因损伤引起,气血滞于经络,痛处固定,或肋间神经痛等。

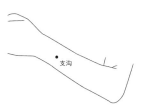

图 121 支沟穴

（1）治疗：点按同侧穴支沟
2～4分钟，每日2次。

（2）支沟穴：前臂背侧，腕
背横纹中上3寸处（见图3-121）。

注：效果差者加阳陵泉、章门、膻中、
膈俞穴，每穴2～4分钟。

2）肝郁气滞胁痛

情志不遂或恼怒伤肝，使肝气郁结，胁痛而胀，走窜
无定处，胸闷不舒，随情志波动而增减。

（1）治疗：点按支沟、期门、肝俞、太冲、内关穴；
每穴2～4分钟，每日2次，按按疗程治疗，3～7天为
一个疗程。

（2）穴位。①支沟穴如图 3-120 所示；②肝俞穴如
图 3-56 所示；③太冲穴如
图 3-6 所示；④期门穴：
胸部，脐上5寸旁开4寸
（见图3-122）；⑤内关：
前臂掌侧，腕横纹中上
2寸（见图3-123）。

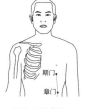

图 3-122 期门穴

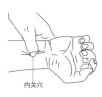

图 3-123 内关穴

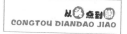

3) 肝胆湿热胁痛

湿热蕴结，肝胆失和，胁肋胀满，甚则疼痛剧烈，痛引肩背、口苦、纳呆、小便黄。

（1）治疗：点按支沟、阳陵泉、肝俞、胆俞、蠡沟、三阴交穴；每穴 2～4 分钟，每日 2 次，按疗程治疗，3～7 天为一个疗程。

（2）穴位。①支沟、阳陵泉、肝俞、三阴交穴如图 3-120、如图 3-102、如图 3-56、如图 3-5 所示。②胆俞穴：背部，第 10 胸椎棘突下旁开 1.5 寸（见图 3-124）；③蠡沟穴：小腿内侧，内踝尖上 5 寸处（见图 3-125）。

注：①上面三症平时保健开四门进行疏肝理气；期门和章门穴每日按摩两遍，每遍按摩 20 次；②敲打手少阳三焦经和足少阳胆经祛阻滞通经络。

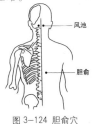

图 3-124 胆俞穴　　　　图 3-125 蠡沟穴

5. 感冒

感冒俗称"伤风"，是由外感风邪所致。多由体质较弱，或起居不慎,寒暖失调,过度疲劳等因素,致使人体卫气不固,风邪乘虚侵袭肺卫而发病。西医认为是由病毒或细菌感染引起的上呼吸炎症,流行广泛时,被称为流行性感冒。感冒四季都能发病,尤其是冬春两季发病率高。根据病情表现有风寒、风热、暑湿、病毒之分。

1)风寒感冒

恶寒重,发热轻,无汗,头痛,肢体酸痛,鼻塞流涕,声重,喉痒咳嗽痰白质稀。

(1)治疗:列缺穴、合谷、外关、风池、风门穴(灸)。

(2)穴位。①列缺穴:前臂桡侧缘,桡骨茎突上方,腕横纹上1.5寸处(见图3-126);②合谷、外关、风池穴分别如图3-7、图3-106、图3-8所示;③风门穴:背部,第2胸椎棘突下旁开1.5寸(见图3-127)。

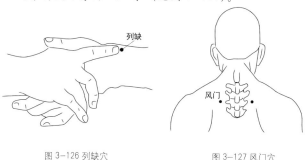

图3-126 列缺穴   图3-127 风门穴

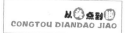

2）风热感冒

发热重，微恶风寒，咽红肿痛，咳嗽痰黄，肢体酸楚，有汗。

（1）治疗：点按鱼际、合谷、风池、外关、曲池、肺俞穴。

（2）穴位。①鱼际、合谷、风池、外关穴分别如图 3-92、图 3-7、图 3-8、图 3-107 所示；②曲池穴：曲肘 90 度，肘横纹外侧端（见图 3-128）；③肺俞穴：背部，第 3 胸椎棘突下旁开 1.5 寸（见图 3-129）。

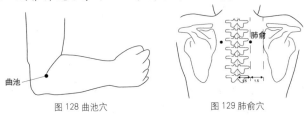

图 128 曲池穴　　　　　　图 129 肺俞穴

3）暑湿感冒

夏季暑热挟湿，发热、头身困重，有汗不解，心烦、胸闷、翻胃，小便短黄。

（1）治疗：点按合谷、列缺、支沟、中脘、阴陵泉、足三里、三阴交穴。

（2）穴位。①合谷、列缺、支沟穴分别如图 3-7、图 3-126、图 3-121 所示；②中脘穴：上腹部，前正中线上，

脐 中 上 4 寸（见
图 3-130）；③阴陵
泉穴：膝部内侧，
胫骨内侧髁下缘凹
陷处（见图 3-131）；

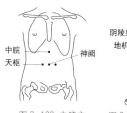

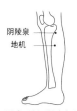

图 3-130 中脘穴　　图 3-131 阴陵泉穴

④足三里和三阴交穴分别如图 3-27 和图 3-5 所示。

4）病毒感冒

（流行性感冒）发热、畏寒、头痛、鼻塞、咽喉部充血
或眼结膜充血；重者咳嗽或伴有恶心、呕吐、腹痛、腹泻。

（1）治疗：就医，板蓝根冲剂。点按合谷、风池、外关、
曲池、足三里（灸）发热加大椎拔罐，声音哑者加肺俞穴。

（2）穴位：合谷、风池、外关、曲池、足三里、大椎、
肺俞穴分别如图 3-7、图 3-8、图 3-107、图 3-128、图
3-27、图 3-101、图 3-129 所示。

注：①以上四症，每穴点按 2～4 分钟，每日 2 次，按疗程治疗，
约 3～7 天；②儿童老人患病毒性感冒好转后，忌大荤油腻；③
中老年人患病毒性感冒忌房事。

6. 咳嗽

咳嗽是一种常见的症状，中医以有声无痰为"咳"，有
痰无声为"嗽"，有痰有咳声为"咳嗽"。急性咳嗽以外感居多，

慢性咳嗽以内伤居多，也有急性失治转化慢性。外感：风寒热燥等邪均能导致咳嗽，感染途径从口鼻、皮毛而入侵肺脏，致使肺气阻滞，宣肃失调，则为咳嗽。内伤：因情志不畅，肝失条达，气郁化火，木火刑金；或饮食不当，食肥厚辛，脾胃受累，致使脾脏运化不畅，痰湿内生，上凌于肺；还有劳倦、房事过度造成脏腑虚弱而咳嗽。

中医学认为"五脏六腑皆能令人咳，非独肺也"。但咳嗽以肺系病为常见，如风寒咳嗽、风热咳嗽、风燥咳嗽、肺虚咳嗽、痰湿阻肺咳嗽、肝火犯肺咳嗽等。

1）风寒咳嗽

咳嗽声重有力，痰质清稀色白，常伴有鼻塞流清涕、恶寒无汗、头痛肢酸等。

（1）治疗：风门（灸）、肺俞（灸），点按合谷、列缺、太渊穴。

（2）穴位。①风门、肺俞、合谷、列缺穴分别如图3-127、图3-129、图3-7、图3-126所示。②太渊穴：腕掌横纹桡侧凹陷处（桡动脉搏动处）（见图3-132）。

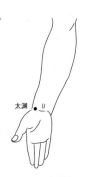

图3-132 太渊穴

2）肺热咳嗽

咳嗽频作不爽，痰浓稠、色黄，口干咽痒，可兼有身热、恶风、头痛、鼻塞浊涕等。

（1）治疗：点按大椎（拔罐）曲池、鱼际、尺泽、肺俞穴。

（2）穴位。①大椎穴：背部，后正中线上，第7颈椎棘突下凹陷处（见图 3-133）；②尺泽穴：肘横纹中，肱二头肌腱桡侧凹陷处（见图 3-134）。

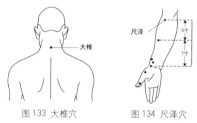

图 133 大椎穴　　　　图 134 尺泽穴

3）风燥咳嗽

干咳无痰或痰少黄黏，鼻燥咽痛，或见发热、恶风，舌边尖红、口干少津。

（1）治疗：点按肺俞、列缺、照海、太溪。

（2）穴位：肺俞、列缺、照海、太溪穴分别如图 3-129、图 3-126、图 3-94、图 3-65 所示。

4）肺虚咳嗽

起病缓慢，咳时少痰，或兼见痰中带血；气虚者气短、咳无力、痰清稀、自汗、畏风,容易久咳。阴虚者干咳、痰黏、口燥咽干、五心烦热、盗汗,易形体消瘦。

（1）治疗：点按中府、肺俞、俞府、彧中、神藏、气海、足三里穴。

（2）穴位。①中府穴：锁骨下云门穴下1寸,前正中线旁开6寸处（见图3-135）；②俞府穴：胸部锁骨内端下缘凹陷处,天突穴下1寸旁开2寸（见图3-136）；③彧中穴：胸部当第1肋间隙中,天突穴下2寸旁开2寸（见图3-136）；④神藏穴：胸部当第2肋间隙中,膻中穴上3.2寸旁开2寸（见图3-136）；⑤气海穴：下腹部,前正中线脐中下1.5寸（见图3-137）；⑥肺俞、足三里穴分别如图3-129、图3-27所示。

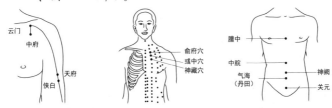

图3-135 中府穴　　图3-136 俞府穴、彧中穴、神藏穴　　图3-137 气海穴

5）痰湿阻肺咳嗽

咳嗽重浊,痰多色白咳易出,且有痰出即咳止的特点,常伴有饮食减少、胸脘胀闷等症状。

（1）治疗：点按肺俞、脾俞、太渊、丰隆、章门、太白穴。

痰多者早晨喝温开水，可以在温开水里放点盐，以利祛痰。

（2）穴位。①肺俞、脾俞、太渊、丰隆、章门穴分别如图 3-128、图 3-81、图 3-131、图 3-35、图 3-77 所示；②太白穴：足大趾内侧缘，第 1 跖趾关节后下方 1.5 寸处（见图 3-138）。

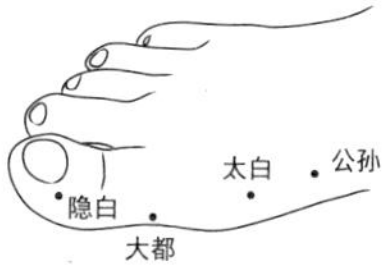

6）肝火犯肺咳嗽

咳嗽气逆阵作，咳时面赤牵引胸胁，痰少质黏难咯，舌红少津。

图 138 太白穴

（1）治疗：点按肺俞、鱼际、尺泽、太冲、期门、膻中穴。

（2）穴位。①肺俞、鱼际、尺泽、太冲、期门穴如图 3-129、图 3-92、图 3-134、图 3-6、图 3-121 所示；②膻中穴：胸部，前正中线，平第 4 肋间两乳头连线的中点（见图 3-139）。

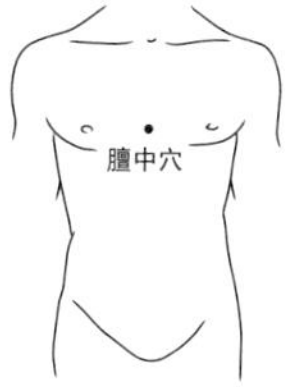

注：①寒咳、清痰加太渊、列缺穴；热咳、浓痰加尺泽、鱼际穴；痰多加丰隆穴。②反复咳嗽者或长时间咳嗽不好者，加关元、大包穴；拍打肺经和拍背部肺俞、厥阴俞、心俞穴保健，拍背时女性以 6 次、男性以 9 次为倍数，拍的总数不超过年龄；每日 1～2 次。③湿热痰壅者见痰黄稠、烦躁、口渴、便秘、小便赤，穴位加鱼际、尺泽、大都。④头痛加风池穴，咯血加膈俞、劳宫穴。

图 3-139 膻中穴

⑤以上六症，每穴 2 ～ 4 分钟，每日 2 次；按疗程治疗，3 ～ 7
天为一个疗程。点穴后未见好转，又咳嗽日久经治疗无效者，应
考虑喉源性或其他脏腑病变而致的咳嗽。

7. 哮喘

中医认为，哮以声响分，在喘的同时，因痰阻碍气道出入，
喉间有持续的痰鸣声，叫作哮，哮是痰的病变，祛痰为主要。
喘：是呼吸的气道和呼吸的过程不通畅，气息在呼吸的过
程中而产生的急促，叫作喘，喘是气的病变，通畅肺经为
主要。

哮喘，要分虚实，哮多实症，喘多虚症。叶天士说："在
肺为实，在肾为虚。"大凡有邪者为实，实喘在肺，声高气粗，
唯以呼出为快（成哮）；无邪者为虚，虚喘在肾，声低气怯，
唯以吸入为快（成喘）。所以有十喘九肾虚之说。哮喘的病
变在肺，但与脾肾有关，其发生原因，有外邪侵袭、痰饮
阻肺及肺肾虚损而致；还有过敏，如药物、花粉、尘埃、海鲜；
也有情志不畅、劳倦等诱因而发病。

1）外邪侵袭哮喘

哮分冷热，如风寒、风热诱动痰饮，壅阻气道，肺气
失于宣降而喘促气急、胸闷；风寒束肺者，头身痛、口不渴，
伴有寒热无汗，痰多清稀色白；风热犯肺者，痰黏色黄，

伴有发热、恶风，自汗，口渴、烦躁。

（1）治疗：点按定喘、列缺、肺俞、风门、丰隆穴；（风寒）加肺俞、风门灸，太渊、天突穴；（风热）加鱼际、尺泽、外关、合谷穴。

（2）穴位。①定喘穴：（经验穴）肘弯上，尺泽穴上1寸处（见图 3-140）；②天突穴：颈部，前正中线，胸骨上端凹陷处（见图 3-141）。③列缺、肺俞、风门、丰隆、太渊、鱼际、尺泽、外关、合谷穴分别如图 3-126、图 3-129、图 3-127、图 3-35、图 3-132、图 3-92、图 3-134、图 3-106、图 3-7 所示。

注：哮喘是一种发作性的痰鸣气喘疾患，发时甚者呼吸困难，不能平卧，加气舍、膻中。

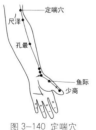

图 3-140 定喘穴

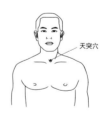

图 3-141 天突穴

2）痰饮阻肺哮喘

长期饮食不节，脾虚运化无力，积湿生痰阻肺，痰饮助邪肺脏贲郁，发为哮喘。

（1）治疗：点按肺俞、脾俞、丰隆、足三里、列缺、定喘、天突穴。

（2）穴位：肺俞、脾俞、丰隆、足三里、列缺、定喘、天突穴分别如图 3-129、图 3-81、图 3-35、图 3-27、图 3-126、图 3-140、图 3-141 所示。

3）肺肾虚损气喘

气喘以呼吸急促，甚者张口抬肩为特点；实喘呼吸深长有余，呼出为快，气粗声高，病势急，其治在肺，祛邪利气。虚喘呼吸短促难续，深吸为快，气怯声低，病势缓，时轻时重，过劳即甚，其治在肾，培补元气。如久咳肺虚，肺病及肾，肾不纳气，致使气短喘促。

（1）治疗：点按孔最、肺俞、肾俞、脾俞、太溪、定喘穴；灸关元（男）、气海（女）、足三里、膏肓穴。

（2）穴位。①孔最穴：前臂桡侧，腕横纹上 7 寸处（见图 3-142）；②膏肓穴：背部，第 4 胸椎棘突下旁开 3 寸处（见图 3-143）；③肺俞、肾俞、脾俞穴分别如图 3-129、图 3-64、图 3-81，太溪和定喘穴如图 3-65、图 3-140 所示，关元、气海、足三里穴如图 3-25、图 3-137、图 3-27 所示。

注：①以上三症，每穴 2～4 分钟，每日 2 次；按疗程治疗，20

天为一个疗程。②平时保健按摩任脉，从巨阙向上（螺旋）按摩至天突，开胸宣肺平喘。敲打肺经和按摩肾经膝盖内侧阴谷上下，通肺肾二经、增加元气，每日1～2次。③哮喘病与肺、脾、肾三脏有关。肺主气，肾为气之根，脾为生痰之源，而肺又为储痰之器，治疗上应标本兼治。哮喘病发病期间要少盐，晚餐不吃盐，忌房事，防寒、防湿等，不然病延日久，反复发作，加重肺脏局部细支气管变态，引起肺气肿，最后形成肺源性心脏病。

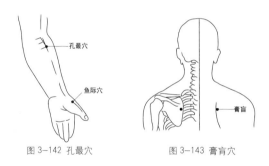

图 3-142 孔最穴　　　　图 3-143 膏肓穴

七、脘腹部

五脏六腑都在人体的腹部，所以腹部的问题多，这里仅将常见的问题，如胃痛、胃痉挛、下腹部痛、脐周痛、侧腹痛、腹泻，便秘、尿频、前列腺炎进行互动。

1. 胃痛、胃痉挛

胃痛的发生，多因脏腑、经络受到外邪侵袭，或饮食所伤,或肝气失调,气血郁滞所致,如虚寒胃痛、食滞胃痛、气滞胃痛、胃热痛、胃痉挛等。

1)虚寒胃痛

体质阳虚,中气不振,脾胃不健,食生冷而诱发隐痛,胃部有冷感,饥饿时痛甚,得食稍减,喜暖喜按,口不渴,手足欠温,便溏。

(1)治疗:点按胃肠点、足三里、胃俞穴;灸中脘、神阙;隔姜灸。

(2)穴位。①胃肠点穴:手掌面,食指中线向下延伸至生命线的交点是穴(见图3-144);②胃俞穴:背部,第12胸椎棘突下旁开1.5寸处(见图3-145);③神阙穴:腹部前正中线脐之正中(见图3-146);④足三里和中脘穴如图3-27、图3-130所示。

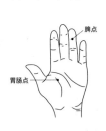

图3-144 胃肠点穴

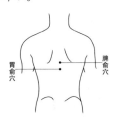

图3-145 胃俞穴

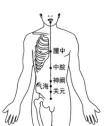

图3-146 神阙穴

2）食滞胃痛

饮食不洁，寒温失调或暴饮暴食，或长期晚间坚果，使食滞不化，脘腹胀满疼痛，拒按，厌食，嗳腐吞酸，痛而欲便，便后痛缓。

（1）治疗：点按胃肠点、足三里、中脘、公孙、内关穴。

（2）穴位：胃肠点、足三里、中脘、公孙、内关穴分别如图 3-144、图 3-27、图 3-130、图 3-83、图 3-123 所示。

3）气滞胃痛

忧思恼怒，情志不遂，肝气失调而气血郁结，致使胃脘胀满，攻冲作痛，连及胁肋，嗳气频频，每与情绪波动有关。

（1）治疗：点按胃肠点、足三里、中脘、肝俞、太冲、阳陵泉穴。

（2）穴位：胃肠点、足三里、中脘、肝俞、太冲、阳陵泉穴分别如图 3-144、图 3-27、图 3-130、图 3-56、图 3-6、图 3-102 所示。

提示：本症疏肝理气，治肝可以安胃，肝气条达胃不受侮而痛止。

4）胃热痛

外感邪热或寒邪郁而化热，或过食辛辣、烧烤之物，热结肠胃，腹痛胀满，拒按，口臭、口渴、心烦嘈杂、大便干结，甚者胃刺痛。

（1）治疗：点按胃肠点、足三里、内庭、太冲、胃俞穴。

（2）穴位：胃肠点、足三里、内庭、太冲、胃俞分别如图 3-144、图 3-27、图 3-80、图 3-6、图 3-145 所示。

提示：每日上午 7 ～ 9 时喝低温开水 150 ～ 200 毫升，口苦者加阳陵泉穴。

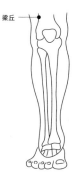

图 3-147 梁丘穴

5）胃痉挛

过食寒凉饮品，如冷饮、冰西瓜、冰绿豆汤等，致使胃部平滑肌收缩痉挛而剧痛。

（1）治疗：点按胃肠点、梁丘、公孙、足三里穴。

（2）穴位：胃肠点、公孙、足三里穴分别如图 3-144、图 3-83、图 3-27 所示；梁丘穴：髌骨外上缘直上 2 寸（见图 3-147）。

注：①以上五症，每穴 2 ～ 4 分钟，每日 2 次；第 1 ～ 4 症按疗程治疗，37 天为一个疗程。②第 1、2、4、5 的病症要改变生活习惯；根据体质选择食品，如脾胃寒凉者应多吃温、热、平性的食物；胃热者多吃凉性的食物，只要是胃的问题，每日应侧重黄色的蔬菜。第三症敲打胆经穴。③平时保健：按摩足三里穴。

2. 下腹部痛

腹痛多因肠道疾病、泌尿系统疾病以及妇科疾病产生，因素很多，在实践中总结出一个综合疗法。

（1）治疗：一指禅推下背部棘突两旁三遍，再点按三阴交、公孙、委阳、委中、女安穴，点按时遇痛点则加强延时。

（2）穴位。①背下部棘突两旁：背部命门穴上一手长度脊椎两旁，痛点多按（见图 3-148）；②三阴交和公孙穴如图 3-5、图 3-83 所示；③委阳穴：腿部后面正中，腘窝横纹外侧端（见图 3-149）；④委中穴：腿部后面正中，腘窝横纹中点（见图 3-150）；⑤女安穴：脚外踝前约一寸肌肉微凸处，脚背最高处寻压痛点即是穴（见图 3-151）。

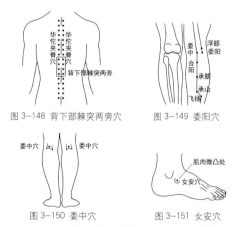

图 3-148 背下部棘突两旁穴　　图 3-149 委阳穴

图 3-150 委中穴　　图 3-151 女安穴

注：①每穴 2～4 分钟，疼痛缓解后 4 小时再点按一次。②妇科加

四满、地机穴，按疗程治疗，15天为一个疗程。

③平时保健：叩击胫骨气街，即上巨虚、下巨虚处；摩腹（空腹时按摩）。

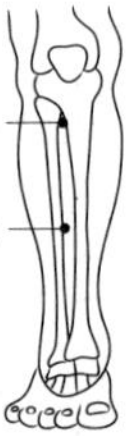

图3-152 下巨虚

3. 脐周痛

脐周是小肠的区域，肠炎、肠功能紊乱，或受外邪均可以引起疼痛，采用综合疗法。

（1）治疗：点按承浆、三阴交、下巨虚穴，每穴2～4分钟。

（2）穴位。①承浆、三阴交穴如图3-43、图3-5所示；②下巨虚穴：小腿前外侧，足三里穴下6寸（见图3-152）。

注：①外感寒邪，腹中拘急暴痛加神阙穴，要热敷。②小腹坚硬或胀者加公孙、内关穴，按疗程治疗，7天为一个疗程。③平时保健：叩击胫骨气街，即上巨虚、下巨虚，摩腹（空腹时按摩）。

4. 侧腹痛

侧腹是大肠区域，以结肠病变反应为主，采用综合疗法。

（1）治疗：点按天枢、外陵、上巨虚、阳陵泉穴，每穴2～4分钟。

（2）穴位。①天枢穴：腹部，脐中旁开2寸（见图3-153）；②外陵穴：脐下1寸，阴交穴旁开2寸（见图3-154）；③上巨虚穴：小腿前外侧，足三里穴下3寸（见图3-155）；④阳陵泉穴如图3-102所示。

注：平时保健，叩击胫骨气街，即上巨虚、下巨虚穴；手臂外侧手少阳三焦经，还有摩腹（空腹时摩）。按疗程治疗，7 天为一个疗程。

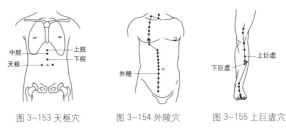

图 3-153 天枢穴　　图 3-154 外陵穴　　图 3-155 上巨虚穴

5. 腹泻

腹泻亦称泄泻，是指大便次数增多，质稀薄恶臭，甚至如水样，也有完谷不化，一般不挟有脓血，也无明显里急后重，腹痛或有或无。腹泻的原因较多，如寒湿困脾、肠腑湿热、脾胃阳虚、食滞胃肠、肾阳虚衰等；可以分内因和外因，内因以慢性居多，属虚；外因以腹泻急性居多，属实。现代医学认为，因胃肠功能障碍而致的腹泻，包括急慢性肠炎、肠功能紊乱、结肠过敏、息肉、溃疡性结肠炎等，也见于胃肠型流行性感冒。笔者在实践中总结出一个综合疗法。

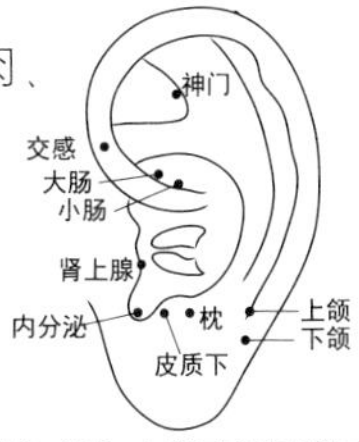

治疗：指甲掐两耳上穴位，即上颌、下颌穴，1～2分钟，过3、4小时后再

图 3-155 上颌穴和下颌穴

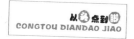

掐一次（仅具有止泻功能）（见图 3—156）。

注：①寒湿困脾：外感寒邪，内湿滞留肠者，大便清稀如水，腹痛肠鸣，加中脘（灸）、足三里（灸）。②肠腑湿热：暑湿与食不洁所致，腹痛即泻，肛门灼热、口渴、小便黄；加内庭、足三里穴。③脾胃阳虚：长期患有慢性病或体质阳虚，均能导致脾胃虚弱、消化不良、长期便溏、面黄、乏力，甚者浑身肌肉酸痛、萎软。加中脘（灸）、足三里（灸）、三阴交（灸），点按脾胃俞、上巨虚、下巨虚穴；④食滞胃肠：暴饮暴食，腹满胀痛，大便很臭，泻后痛减。点按足三里、中脘穴。以上四症按疗程治疗，5～7天为一个疗程。⑤肾阳虚衰：老年体弱，胃虚阳气少，进一步发展成肾阳虚衰，张景岳说："肾为胃之关，开窍于二阴，所以二便之开闭，皆肾脏所主。"晨起泄泻，亦称五更泄；加肾俞、命门、关元、足三里(灸)。按疗程治疗，15 天为一个疗程。

按：暴泻或菌痢上颌、下颌穴掐 4～6 分钟，停泻后 4～6 小时再巩固一次，夏季赤白痢加内庭、天枢、隐白；发热者耳尖放血或大椎拔罐，呕吐加内关；久泻怕冷者灸神阙、关元穴；神疲乏力者加气海穴。中医认为，腹泻与"湿"关系最大，"湿盛则濡泻"，所以治在和中化湿；还有第二大因素为虚寒，应加温灸祛寒补虚；脾胃是后天之本，调理好脾胃很重要。平时保健：逆时针田字摩腹；叩击足三里到上巨虚至下巨虚。

6. 便秘

便秘是指大便干燥，排出困难，或排便间隔时间延长，或虽有便意，但艰涩难下，经常数日解一次。便秘多由大肠功能失调，但与脾、胃、肾、肺关系密切，它们的病变都可使大肠传导失常，发为便秘，如肠道实热便秘、肠道气滞便秘、体虚便秘、脾肾阳虚便秘、阴虚肠燥便秘等。

1) 肠道实热便秘

也叫热秘，胃肠燥热，体为阳盛，平时喜酒厚味，以致胃肠积热，热伤津，导致燥热内结，大便干燥难解，小便短赤，面红身热，口干、口臭、心烦。

(1) 治疗：拿捏便秘点，按揉迎香，点按大都、合谷穴。

(2) 穴位。①便秘点：双手食指根部尺侧痛点（见图 3-157）；②大都穴：足大趾内侧后方，第 1 跖趾关节前下方赤白肉际凹陷处（见图 3-158）；③迎香穴和合谷穴如图 3-70、图 3-7 所示。

提示：每日多喝低温开水，改变饮食方式，多蔬少荤，晚餐清淡。

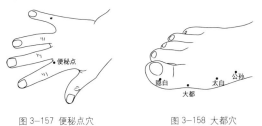

图 3-157 便秘点穴　　　　　　　图 3-158 大都穴

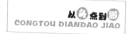

2）肠道气滞便秘

也叫气秘，因情志不舒，肝气郁结，或久坐少动，以致气机郁滞，《金匮翼》记载："气内滞而物不行也"，大肠传导功能失常，糟粕内停，大便秘结，欲便不得，胸胁痞满，纳食减少。

（1）治疗：拿捏便秘点；按揉迎香、中脘、天枢穴；点按支沟、太冲、上巨虚穴。

（2）穴位：便秘点、迎香、中脘、天枢、支沟、太冲、上巨虚穴如图 3-156、图 3-70、图 3-130、图 3-153、图 3-121、图 3-6、图 3-155 所示。

提示：调节情志，常吃黄花菜或香蕉以及纤维素多的蔬菜。

3）体虚便秘

也叫虚秘，多由气血亏损、劳倦内伤引起，病后、产后以及年老者易得；虽有便意，临厕努挣乏力；气虚者：大便并不干结，但便后疲乏，汗出气短；血虚者：大便干结如栗、难下，时觉头晕、心悸，面色无华。

（1）治疗：（气虚）拿捏双手便秘点，按揉迎香、天枢、合谷穴；关元灸（男性）、气海灸（女性），足三里灸；点按三阴交穴。（血虚）拿捏双手便秘点，按揉迎香穴，点按大都、血海、下巨虚、足三里、脾俞、大肠俞穴。

（2）穴位。①便秘点、迎香、天枢、合谷、关元、气海、足三里、三阴交、大都穴如图 3-157、图 3-70、图 3-151、图 3-7、图 3-25、图 3-137、图 3-27、图 3-5、图 3-157 所示。②血海穴：正坐屈膝，大腿内侧，髌骨内上缘上 2 寸（见图 3-159）；③大肠俞穴：腰部，第 4 腰椎棘突下旁开 1.5 寸处（见图 3-160）。④下巨虚、脾俞穴如图 3-152、3-81 所示。

提示：本症需要按疗程治疗，15 天为一个疗程，饮食中兼补气血。

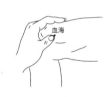

图 3-159 血海穴

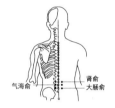

图 3-160 大肠俞穴

4）脾肾阳虚便秘

也叫冷秘，体为阳虚，或老年脾肾两亏，阴寒内结而大便艰涩难下，小便清长，畏寒四肢不温，头晕、心悸，或腰膝冷感，甚者腹中冷痛。

（1）治疗：拿捏双手便秘点，按揉迎香、命门、肾俞、脾俞穴，点按三阴交、足三里、下巨虚穴。

（2）穴位。①便秘点、迎香穴如图 3-157、图 3-70 所示；②命门：腰部，后正中线，第 2 腰椎棘突下四陷处（见图 3-161）；③肾俞、脾俞、三阴交、足三里、下巨虚穴如图 3-64、图 3-81、图 3-5、图 3-27、图 3-152 所示。

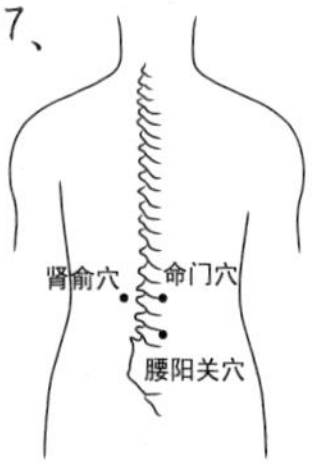

图 3-161 命门穴

提示：①按疗程治疗，15 天为一个疗程；②腹中冷痛者灸足三里、关元（男性）、气海穴（女性）；③饮食中兼补肾健脾。

5）阴虚肠燥便秘

长期阴虚火旺者，或热病伤津者，津少肤燥，口干少津，神疲；大便干结，状似羊粪。

（1）治疗：拿捏双手便秘点，按揉迎香、天枢穴，点按太溪、照海、大都、行间、内庭、足三里穴。

（2）穴位：便秘点、迎香、天枢、太溪、照海、大都、行间、内庭、足三里穴如图 3-156、图 3-70、图 3-153、图 3-65、图 3-94、图 3-156、图 3-76、图 3-80、图 3-27 所示。

提示：①按疗程治疗，7 天为一个疗程；②有意识多喝低温开水，同时改变饮食方式，多蔬菜少荤。

注：①以上五症，每穴 2 ～ 4 分钟，每日 2 次。②便秘者需进行适当的运动，促进胃肠蠕动。③平时保健：顺时针田字摩腹，叩击

足三里到上巨虚至下巨虚穴。④便秘屡治未效，应予肠镜等检查。

7. 尿频

尿频是泌尿系统疾病中的一个症状；还有如肾阳虚、精神方面等原因，均可发生尿频；但它要与两个主要条件结合才会尿频，一是膀胱括约肌松弛，功能减退，二是约束尿道出口的肾气虚弱。尿频是小便次数增多，但无疼痛。春秋夜里起床 2 次以上，冬天夜里起床 3 次以上为尿频。

（1）治疗：点按列缺穴，指掐至阴穴，按揉肾俞、命门、太溪穴。

（2）穴位：列缺、至阴、肾俞、命门、太溪穴如图 3-126、图 3-49、图 3-64、图 3-161、图 3-65 所示。

注：每穴 2～4 分钟，每日 2 次，按疗程治疗，3～7 天为一个疗程。

8. 尿频、尿急、尿不净

是泌尿系统中多种病变的症状，如急慢性尿路感染、肾盂肾炎、膀胱炎、前列腺炎等，笔者在实践中总结出一个综合疗法。

（1）治疗：先用擦法按摩气冲穴至热，指掐手脚命门穴；点按三阴交、阴陵泉穴。

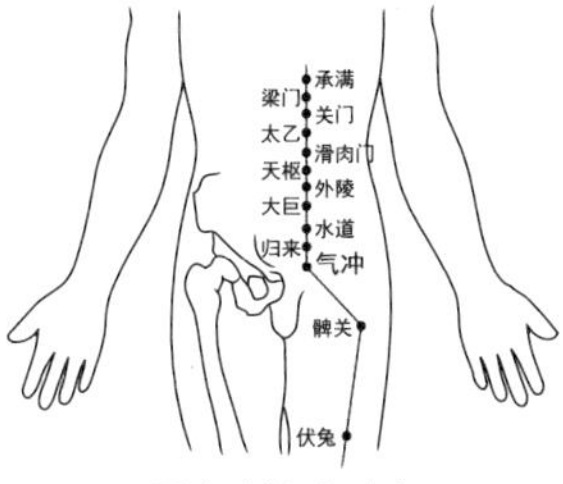

（2）穴位。①气冲穴：下腹部，脐下 5 寸、距前正中线（曲

图 3-162 气冲穴

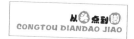

骨穴) 2 寸处 (见图 3-162); ②手命门穴: 手小指第 2、3
节桡侧交点 (见图 3-163); ③脚命门穴: 脚小趾趾腹下桡
侧处 (见图 3-164); ④三阴交、阴陵泉穴如图 3-5、
图 3-131 所示。

注: ①每穴 2 ~ 4 分钟, 每日 2 次, 按疗程治疗, 7 ~ 10 天为一
个疗程。②有便意, 尿不出腹胀者加委阳穴; 尿黄赤难出者加前谷、
委中穴。旅途车中尿胀者, 点按手命门、委中穴即可减轻胀度。
③饮食上需补肾、补钙, 老年缺钙者发病率高。④小便频数者加
列缺、至阴穴, 需要按疗程治疗。

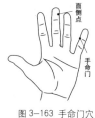

图 3-163 手命门穴

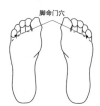

图 3-164 脚命门

9. 尿失禁

也叫遗尿, 是高龄、久病、体虚者容易发生的疾病,
多与肾、膀胱功能失调, 以及脾虚、肺虚、下焦湿热等因
素有关, 致使膀胱括约肌收缩舒张无力。

(1) 治疗: 点按阳陵泉、阴陵泉、水道 (男性)、水分 (女
性)、三阴交、中极、膀胱俞、足三里穴, 关元灸 (男性)、

气海灸（女性）。

（2）穴位。①阳陵泉、阴陵泉、三阴交穴如图 3-102、图 3-130、图 3-5 所示；②水道穴：腹部，脐下 3 寸，前正中线、关元穴旁开 2 寸处（见图 3-165）；③水分穴：上腹部，前正中线，当脐中上 1 寸处（见图 3-166）；④中极穴：下腹部，前正中线，当脐中下 4 寸处（见图 3-167）；⑤膀胱俞穴：腰骶部平第 2 骶骨孔，后正中线旁开 1.5 寸平次髎（见图 3-168）。

注：①每穴 2～4 分钟，每日 2 次，按疗程治疗，20 天为一个疗程。②肾气虚惫者加肾俞、命门穴，脾肺虚弱者加脾俞、肺俞穴，可灸。③伴有神志方面疾病者加少府穴。④饮食上补肾、补气为要。

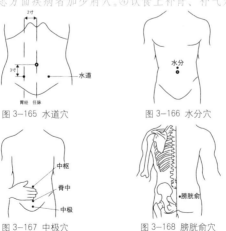

图 3-165 水道穴

图 3-166 水分穴

图 3-167 中极穴

图 3-168 膀胱俞穴

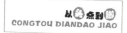

10. 尿血

也叫血尿，正常人小便是没有血的，如果尿液中有红细胞存在，称为尿血。如肉眼能看到尿色泛微红和浑浊，或泛泡沫，则为血红蛋白尿，是肾脏中肾小体、肾小球破损所致，应想到肾盂肾炎或尿路感染；如尿血伴有肾绞痛或在身体震动时腰痛加重，是肾脏结石；如尿血伴有尿频、尿痛等膀胱刺激症状，是膀胱炎、膀胱结石；如尿血伴有排尿困难或尿潴留，是前列腺肥大的问题。

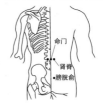

图 3-169 肾脊穴

（1）治疗：点按肾脊穴，列缺、三阴交、曲池、血海穴。

（2）穴位：①肾脊穴：在命门穴两侧骨缘处（见图 3-169）；②列缺、三阴交、曲池、血海穴如图 3-126、图 3-5、图 3-128、图 3-159 所示。

注：①每穴 2～4 分钟，每日 2 次，按疗程治疗，15 天为一个疗程。②肾脏疾病加肾俞、太溪、关元穴，食疗：每日鲜荠菜 500 克切细烧水，喝水吃菜，可分餐食用。③膀胱疾病加膀胱俞、中极穴。

11. 前列腺炎

常见于成年男性，多为慢性发病。急性发作：起病急，常由细菌感染引起，伴有畏寒、发热及尿频、尿急、尿痛,会阴部肿痛;慢性的起病缓,常有会阴部重坠感,尿频、排尿不畅时甚时缓,尿后余滴,多伴有耳鸣神疲,腰酸膝软;故慢性的属"肾虚"。中医归属"癃闭"。前列腺容易长期充血、腺泡郁积增生,而且与多种泌尿系统疾病症状相似,如尿道炎、膀胱炎、膀胱结石、精囊炎等。

(1) 治疗:点按独阴、商阳、前列腺点、中极,水道、膀胱俞、关元、三阴交穴。

(2) 穴位。①独阴:经外奇穴,脚次趾趾腹中点处(见图 3-170);水道②前列腺点:经外奇穴,掌根横纹中、上 8 分外侧处(见图 3-171);③商阳、中极、膀胱俞、关元、三阴交穴如图 3-19、图 3-167、图 3-165、图 3-168、图 3-25、图 3-5 所示。

注:①每穴 2 ~ 4 分钟,每日 2 次,按疗程治疗,20 天为一个疗程。②肾虚尿不出:肾俞、命门、关元、足三里穴皆可灸。③饮食上需补肾、补钙,老年缺钙者发病率高。

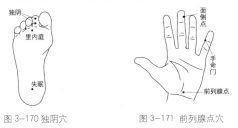

图 3-170 独阴穴　　　　图 3-171 前列腺点穴

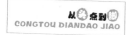

12. 妇科腹痛

妇科的问题多，这里仅将月经痛、腹冷痛、宫缩痛等常见的疼痛进行综合治疗，也不分因、也不辨证，是痛可以消除。

(1) 治疗：点按三阴交、内关、女安穴。

(2) 穴位：三阴交、内关、女安穴如图3-5、图3-121、图3-151所示。

注：①月经期间不要吃生冷和寒性食品，腹部冷者早上煮生姜红糖水喝。②经色紫暗有血块者，应疏肝理气、活血通经，加太冲、曲池、气海、血海穴。③经血量少、色淡面无华、头晕者，应益气养血、调补冲任，加脾俞、膈俞、气海、足三里穴。④月经过时不止，加隐白、地机穴。⑤治疗是祛痛、治标，加以上①~④就达到了治本，需按疗程治疗，平时保健，叩击胫骨内侧足三阴经。

八、背部

是指第七胸椎棘突以上的部分，多因膀胱经气机不畅或过劳而引起，常出现背滞、肩胛骨内缘痛。

1. 背滞

多指中老年人因肌肉、韧带弹性减弱，加上长期活动磨损，又因寒湿邪的侵袭或气机不畅的结合，致使背滞；

其次，疲劳也可引起背滞。

(1) 治疗：点按上背部棘突两旁三遍，点按手上背部活血点三遍。

(2) 穴位。①上背部棘突两旁：背部第 7 胸椎（至阳穴）上一手长度，脊椎两旁（见图 3–172）；②手上背部活血点：手背中指掌骨两旁约 1.5 寸长处（见图 3–173）。

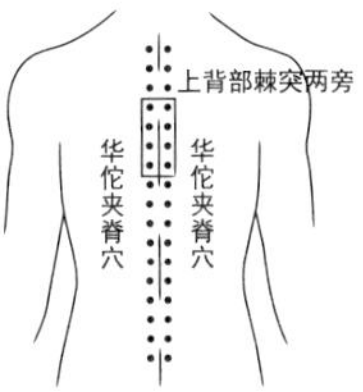

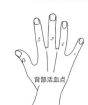

图 3–172 上背部棘突两旁穴

图 3–173 手上背部活血点穴

2. 肩胛骨内缘痛

也叫膏肓痛，此处痛的因素较多，如疲劳、背部气机不畅或外邪寒湿的侵扰，心痛放射到后背，乳腺问题放射到后背等。

(1) 治疗：点按异侧脚背肩胛点，点按同侧手背肩胛点；每处 2 ～ 4 分钟，每日 2 次。

(2) 穴位：①脚肩胛点：脚背第 4、第 5 趾趾缝上 1.5 寸处（见图 3–174）；②手肩胛点：手背掌骨 3、4 指指缝下 1 寸处（见图 3–175）。

图 3–174 脚肩胛点穴

图 3–175 手肩胛点穴

注：如是心脏、乳腺的问题，

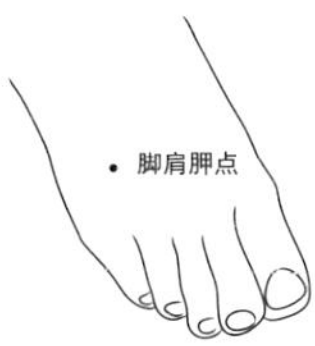

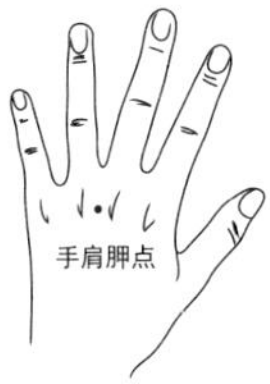

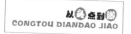

应治疗心脏和乳腺，为治本。

九、腰部

腰痛是指腰部一侧、两侧或腰脊正中疼痛。腰为肾之府，腰脊内属于肾，与膀胱互为表里，又与冲、任、督、带多经交会。腰痛的原因很多，当虚损或风、寒、湿邪侵袭后均会腰痛，因为人的脊柱是一根独立的支柱，腰部承担着人体 1/2 以上的重力，从事着复杂的运动。其前方为较松的腹腔，两边只有一些肌肉、筋膜和韧带，无骨性结构保护，故在持重和运动中容易患病。因长期姿势不正、用力不当或腰部活动范围过大，均可造成腰部软组织损伤及腰痛，如急性腰肌扭伤、慢性腰肌劳损、腰椎后关节紊乱、腰椎间盘突出症、第 3 腰椎横突综合征、棘上韧带损伤等。

1. 急性腰肌扭伤

腰部在持重和运动中，附着于腰椎的韧带、筋膜、肌肉、关节囊，由于平衡失调，均可造成损伤，统称为急性腰肌扭伤。本病多发于腰骶部，见于长期从事弯腰工作及平素缺乏体力锻炼或缺钙的人。

（1）治疗：一指禅推下背部棘突两旁一手长度三遍，压痛点处是重点治疗点，点按天井、委中、人中、养老、阳陵泉穴。

　　(2) 穴位。①下背部棘突两旁如图147所示，委中、阳陵泉穴见图3-150、图3-102。②天井穴：臂外侧，屈肘时肘尖直上1寸凹陷处（见图3-176）；③人中穴：面部，鼻唇沟的上1/3与中1/3交点处（见图3-177）；养老穴：前臂外侧，在尺骨小头桡侧边上，与尺骨小头最高点平齐的骨缝处（见图3-178）

　　注：每穴2～4分钟，每日2次，点按后令患者轻轻扭动腰部。

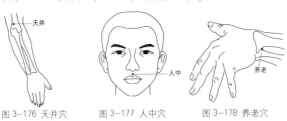

图3-176 天井穴　　　图3-177 人中穴　　　图3-178 养老穴

2. 慢性腰肌劳损

　　腰肌劳损是指腰骶部肌肉、韧带、筋膜等组织的慢性损伤，腰背部肌肉出现疲劳及疼痛，是腰腿痛的最常见疾病之一。病因：累积性损伤，长期从事弯腰或腰部负重工作；有腰部软组织急性损伤后未能得到及时治疗或治疗不当，致使腰肌或筋膜反复受到收缩牵拉，发生粘连、纤维增生、水肿，导致腰部疼痛、功能障碍。常于劳累后加重，休息

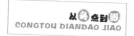

后减轻；过度活动后加重，适当活动或变动体位时减轻；有反复发作史，如阴雨天或受寒后症状加重。

（1）治疗：①推拿背部膀胱经、腰椎、腰骶；点按下背部棘突两旁一手长度三遍，有压痛点处是重点治疗点。②疼痛部位可配合热敷或红外线灯照疗，以温通经络、散寒、祛湿、止痛，患者要注意腰部保暖。③点按天井、委中、阳陵泉、支沟、束骨穴。④平时保健：拉伸腰筋腱法。

（2）穴位。①下背部棘突两旁如图3-148所示；②天井、委中、阳陵泉、支沟穴如图 3-176、图 3-150、图 3-102、图 3-121 所示；③束骨穴：足外侧，第五跖趾关节的后方赤白肉际处（见图 179）。

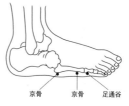

图 3-179 束骨穴

拉伸腰筋腱法：第一步，踮脚，双脚前掌趾垫高 5～10 厘米，人直立站稳 3～8 分钟，拉伸后背膀胱经；第二步，卧位伸筋，将 3 张坚固方凳或椅子并列靠在墙角上，先坐在靠墙的凳子上，臀部尽量贴墙躺在凳子上，右脚向上伸直靠在墙上，左脚屈膝落地，尽量触及地面，并放松腰髋部，双手举起来平放在凳子上，做 5～10 分钟，然后再依上述方法换另一条腿做 5～10 分钟。每日一次，30 天为一个疗程。

3. 腰椎后关节紊乱

是指腰部关节突关节，在前屈与旋转后伸腰时引起相互位置的错移，产生腰部疼痛，又名腰椎后关节半脱位、腰椎骨错缝，好发于下腰椎。急性：腰部活动受限，弯腰及坐后起立均感不便；慢性：长期腰痛，疼痛时轻时重或疲劳后加重。

（1）治疗：①进行腰椎定位旋转扳法，或腰部左右斜扳法，或背法进行整复棘突小骨复位（专业技法）；②点按下背部棘突两旁一手长度三遍，有压痛点处是重点治疗点，点按后溪、腰阳关、八髎、委中、养老穴；③平时保健做平躺直腿侧身操。每穴 2～4 分钟，每日 2 次。

（2）穴位。①下背部棘突两旁如图 3-148 所示，后溪、委中、养老穴如图 3-62、图 3-150、图 3-178 所示；②腰阳关穴：腰部，后正中线上，第 4 腰椎棘突下凹陷处（见图 3-180）；③八髎穴：腰骶部第 1 骶骨孔至第 4 骶骨孔，后正中线旁开 0.5 寸处，共 8 个穴位（见图 3-181）。

平躺直腿侧身操：人平躺在床上，一条腿伸直，一条腿直立,用直立的腿向内侧下动,注意运动时腰动身不要动,

来回 4 ～ 6 次后换另一
条腿做4～6次,为一遍。
空腹时做 2 ～ 4 遍。

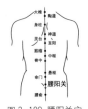

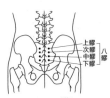

图 3-180 腰阳关穴　　图 3-181 八髎穴

4. 腰椎间盘突出症

是指腰椎间盘发生
退行性改变,加上外伤以及积累性损伤造成纤维环薄弱或
断裂,引起髓核向病变部位移动或挤压,逐步形成一个膨
隆样的突出物,直接或间接地压迫、刺激腰部脊神经根,
产生腰以及下肢疼痛,又名"腰椎间盘纤维环破裂症"。发
病部位以腰椎第 4 ～ 5 节之间最多,第 5 腰椎至第 1 骶椎
节次之。追其源,劳损、受寒湿邪、缺乏钙元素等是病因。

(1)治疗:①人工牵引腰部,或肩高一边常负重、手
提重调平;②点按下背部棘突两旁一手长度 3 遍,有压痛
点处是重点治疗点,点按后溪、委中、支沟、京骨、大杼穴。

(2)穴位。①下背部棘突两旁如图 147 所示,后溪、委中、
支沟、大杼穴如图 3-62、图 3-150、图 3-121、图 3-101 所示;
②京骨穴:足外侧,第 5 跖骨粗
隆外侧凹陷赤白肉际处(见图
3-182)。

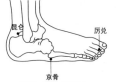

图 3-182 京骨穴

注:①每穴 2 ～ 4 分钟,每日 2 次。

按疗程治疗，30 天为一个疗程。②平时保健可做平躺直腿侧身操和拉伸腰筋腱法（参照腰椎后关节紊乱第 3 点、慢性腰肌劳损第 4 点）。③睡觉时腰下垫毛巾卷成一拳头高度，开始垫腰部几分钟腰会痛，痛时拿掉，缓解后再垫，坚持到腰不痛。

5. 第 3 腰椎横突综合征

人的腰椎有 5 节，第 3 腰椎横突最长，所受的牵拉引力最大。人弯腰时，第 1、第 2 腰椎横突偏前，第 4、第 5 腰椎横突偏后，第 3 腰椎突出居中，顶撞刺激骶棘肌。当人体弯腰或突然提重物时，腰背部的肌肉突然收缩，致使附着于横突上的肌肉、筋膜之深层造成损伤，引发腰部以及臀部酸痛，多呈持续性；弯腰久后或阴雨天加重，并波及两侧臀部。

（1）治疗。①点按下背部棘突两旁一手长度三遍，有压痛点处是重点治疗点；按揉第 3 腰椎横突两边，点按腰骶八髎。②点按天井、委中、腰阳关、阳陵泉穴。

（2）穴位。①下背部棘突两旁如图 3-148 所示。②腰骶八髎穴如图 181 所示。③天井、委中、腰阳关、阳陵泉穴如图 3-176、图 3-150、图 3-181、图 3-102 所示。

注：①每穴 2～4 分钟，每日 2 次，严重者按疗程治疗，7～10 天为一个疗程。②晚上睡觉腰下垫毛巾卷成一拳头高度，垫在腰

部第 3 棘突上，可加快好转。③注意防寒防风湿。

6．棘上韧带损伤

是指腰部前屈时遭受外力或负重、棘上韧带处于紧张状态，而腰部肌肉又收缩力不足造成损伤，产生疼痛。棘上韧带处于最外层，最容易被屈曲、暴力所伤，所以长期弯腰劳动，猛力搬移重物、剧咳等易造成棘上韧带损伤，痛在腰背中级，轻者酸痛，疼痛可向棘突旁、甚至臀部扩散，重者不能仰卧；弯腰时加重。

（1）治疗。①滚法按摩背部棘上韧带处，从第 7 颈椎至第 5 腰椎来回按摩，以热为度，起到活血散瘀的作用。②点按手背中指掌骨两侧；点按后溪、仆参、委中、阳陵泉穴。

（2）穴位。①后溪、委中、阳陵泉穴如图 3-62、图 3-150、图 3-102 所示。②仆参穴：外踝后下方，昆仑穴直下 1.5 寸，跟骨旁凹陷处（见图 3-183）。

注：①每穴 2～4 分钟，每日 2 次，按疗程治疗，7～10 天为一个疗程；②治疗期间避免腰部前屈和负重，注意保暖不要受寒。

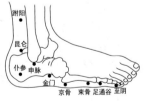

图 3-183 仆参穴

7．肾区胀、酸痛

也叫腰痛，可一侧痛也可两侧痛。多因年老体能下降、

122

肾气亏虚或感受风寒而致。腰部酸痛或胀、冷、沉重，有的如牵制拉牢、隐痛；还有腿膝无力，常有晨起前腰痛如折，日常肾区有胀痛、酸痛现象，房事后难入睡，次日症状加重。有的病人出现精神疲乏、头晕耳鸣等症状。

（1）治疗：①点按天井、委中、手命门（同侧）、足命门（异侧）、肾俞、关元、太溪、足三里穴；②点按手背腰点穴。

（2）穴位。①天井、委中、手命门、足命门、肾俞、关元、太溪、足三里穴分别如图 3-176、图 3-150、图 3-163、图 3-164、图 3-64、图 3-25、图 3-65、图 3-27 所示。②腰点穴：第 3 掌骨根部两侧（见图 3-184）。

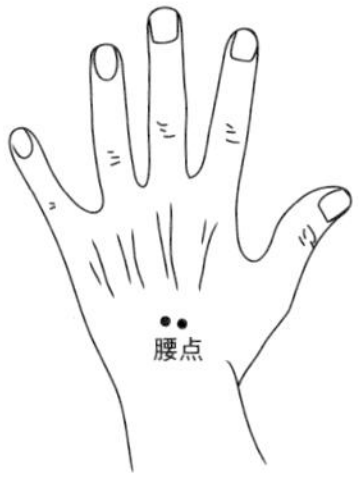

图 3-183 腰点穴

注：①每穴 2～4 分钟，每日 2 次，按疗程治疗，7～10 天为一个疗程。②两侧腰痛者，两侧手脚命门穴都要点按。③肾虚严重者，肾俞、关元、足三里穴可灸；房事过劳者加长、加强点按涌泉穴。④平时保健：擦肾俞穴；晚餐增补黑色食品，早晨嚼生板栗 3～4 粒泥状咽下；补钙就是补肾。

按：①除上面 7 种腰痛类型以外，还有妇科疾病引起的腰痛、阳跷脉不通畅引起的腰痛，以及退行性脊椎炎等因素引起的腰痛。所有这些腰痛，当无法辨清时，可以先点按以下穴位：天井、委中、后溪、腰阳关、阳陵泉、京骨、束骨、支沟、仆参、水沟、养老、大杼、八髎穴等。点按后,哪些穴位特别痛,这些穴位即是治疗穴。提示:脾胃虚弱者浑身酸痛,点到哪里都痛,是例外。②快速缓解腰部疼痛的止痛穴:在手掌背、腕背横纹上,掌骨的根部和掌骨根部的两边,以压痛点为准,可以贴籽,可以用手链(佛珠)按摩手掌背。③腰部久痛不能下床者,多属血瘀腰痛,腰部刺痛,痛处不移,屈伸不利,转动则痛甚,或痛及下肢。委中放血,腰骶放血;点按仆参、养老、八髎穴;按摩放松背部棘上韧带。

十、髋部

髋部关节问题是由于老年或其他原因引起的非炎症性、退行性病变.常有髋关节慢性骨关节炎、股骨大转子滑囊炎、梨状肌综合征、骶髂关节急性损伤（半脱位）等。

1. 髋关节慢性骨关节炎

是指软骨随着年龄增长及磨损程度而发生退化的一种病理改变。原发性:当关节局部气血运行不畅时,因轻度骨磨损经累积而骨赘增生或滑膜充血等致使髋关节疼痛,活动障碍。继发性:由损伤、炎症、内分泌、疾病等因素引起,病人初起感到关节不灵活,行走开始疼痛,稍走反觉减轻,再走疼痛加重。髋关节疼痛会逐渐在加重,夜间疼痛明显,活动过多或天气突变等可使疼痛加重。

（1）治疗：点按荐椎棘突两旁三遍，点按后溪（同侧）、髋关节点（同侧）、肩贞（异侧）、髀关、居髎、阳陵泉穴。

（2）穴位。①荐椎棘突：腰背下部，第3腰椎至第2骶椎两边（见图3-185）；②髋关节点：小指掌骨背上、外侧、内侧痛点（见图3-186）；③肩贞：垂手合腋，在腋后皱纹尽图上1寸处（见图3-187）；④髀关穴：大腿根部，伏兔穴直上6寸与会阴穴水平线之交点（见图3-188）；⑤居髎穴：臀髋部，髂前上棘至股骨大转子最高点连线的中点（见图3-189）；⑥后溪、阳陵泉穴如图3-62、图3-102所示。

注：①每穴2～4分钟，每日2次，按疗程治疗，15天为一个疗程。

②平时保健：大字操：人直立，两手齐肩平举，两脚分开比肩宽，人如"大"字，这时人开始向一侧整体倾斜，一直慢慢倾斜到一只脚离地，把全身的重力移到一条腿上，停留1～3分钟复原，再向另一侧倾斜，反复锻炼，意念在髋关节上、腿上，使气血反复的充盈髋关节和

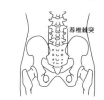

图3-185 荐椎棘突穴

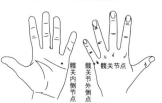

图3-186 髋关节点穴

臀中肌,从而起到保健的效果。提示:刚开始时,年龄大的人站不稳,可用手扶住倾斜一侧的固定物体,增加稳定感;长期坚持大字操锻炼,髋关节会得到很好的保健。

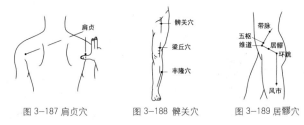

图 3-187 肩贞穴　　　图 3-188 髀关穴　　　图 3-189 居髎穴

2.股骨大转子滑囊炎

是指生活、工作或运动中,由于股骨大转子突出部位与臀大肌腱的反复摩擦,造成滑囊积液肿胀和无菌性炎症,使髋部外侧处局部疼痛或不适,尤其在跑跳或走路过度时明显。

(1)治疗:点按荐椎棘突两旁三遍,点按后溪(同侧)、内髋关节点、阳陵泉、环跳穴(肘尖弹拨、同侧)。

(2)穴位。①荐椎棘突、后溪、髋关节点、阳陵泉穴如图 3-185、3-62、3-186、3-102 所示。②环跳穴:侧身卧,屈上腿,伸下腿,在股部大转子最高点与骶管裂孔(腰俞穴)连线的外 1/3 与中 1/3 交界处(见图 3-190)。

注:①每穴 2～4 分钟,每日 2 次,按疗程治疗,15 天为一个疗程

②治疗期间需多休息、少活动，可以热敷或红外线灯照。

3 梨状肌综合征

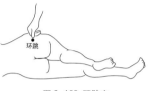

图 3-190 环跳穴

是指梨状肌急性或慢性损伤产生肿胀、炎症刺激或压迫坐骨神经干，而产生的臀部以下及下肢酸痛麻木等。梨状肌损伤后常波及梨状肌上、下孔所通过的神经、动脉、静脉，所以除了局部症状外，臀部深层酸胀，并伴随一侧下肢大腿后侧、小腿外侧放射性疼痛，偶有小腿外侧发麻，严重者臀部呈"刀割样"或"烧灼感"剧痛，自觉感到患肢变短，行走呈跛行，臀部和下肢相应肌肉萎缩。

（1）治疗：用肘尖顺着肌纤维推压理筋至环跳穴（专业技法），点按居髎、承扶、殷门、委中穴。

（2）穴位。①居髎穴和委中穴如图 3-189、图 3-150 所示；②承扶穴：大腿后面，臀下横纹中点（见图 3-191）；③殷门穴：大腿后面正中，承扶穴直下 6 寸处（图 3-191）。

注：①每穴 2～4 分钟，每日 2 次，按疗程治疗，15 天为一个疗程。②疼

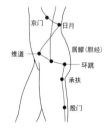

图 3-191 承扶穴和殷门穴

痛甚者和久病肌肉粘连者，做伸屈膝关节被动运动或直腿高举扳法，搓、抖下肢。③平时保健：拉伸筋腱法参照慢性腰肌劳损第4点。

4．骶髂关节急性损伤（半脱位）

骶髂关节为凹凸不平互相嵌插的耳状关节面，有极轻微的关节活动，同时韧带坚强牢固，所以单纯韧带损伤少见。但少数患者在劳动与体育活动中，由于骶髂和臀部遭受向前或向后的较大旋转暴力，产生该部韧带急性损伤，使骶髂关节发生扭错移位，引起剧烈的疼痛，旋转失灵，同侧下肢不能站立负重，有些人大腿后侧神经痛。

（1）治疗：①理筋整复：有牵引法、强屈复位法、后伸复位法（专业技法）；②弹拨环跳穴，点按八髎、肾俞、髋关节外侧点、阳陵泉穴。

（2）穴位：环跳、八髎、肾俞、髋关节外侧点、阳陵泉穴如图3-190、图3-181、图3-64、图3-186、图3-102所示。

注：①每穴2～4分钟，每日2次。理筋整复后，用振法放松或热敷。②髋部的问题与筋膜、韧带关系密切，筋膜、韧带的营养来自肝脏，肝主筋；应多吃深绿色蔬菜。还有补肾、补钙，会更有益健康。

十一、下肢部

下肢常见有风、寒、湿的滞留，造成气血运行不畅；还有外力及劳损等因素致使大腿外侧痛、小腿麻木、小腿肚抽筋、膝关节的问题、踝关节扭伤等。

1. 大腿外侧痛

多数是由于腰椎间盘劳损或轻度膨出挤压神经传导，致使大腿外侧气血局部失衡。

治疗：①点按腰椎两旁三遍，重点在腰椎3~5节，拔伸、点按腰部棘突（见图 3-148）；②一指禅推法按摩异侧上臂外侧经络线的痛点，可用叩击法在痛点线上叩击上臂外侧20～30次；每日2次，3天可愈。

注：平时保健做平躺直腿侧身操或拉伸腰筋腱法，参照腰椎后关节紊乱第3点、慢性腰肌劳损第4点。

2. 小腿麻木

中老年人多数因腰椎间盘劳损或轻度膨出，挤压下肢神经，致使神经末梢功能减退而麻木；80岁左右的老年人多数因脑萎缩或轻度脑梗死，致使下肢神经末梢功能衰退麻木，甚者麻木至脚，同侧手也麻木，并造成行走障碍。

治疗：①中老年人只是腿部麻木的，无同侧手麻的，点按腰椎两旁三遍，重点在腰椎 3～5 节，拔伸、点按腰

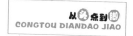

部棘突；②用叩击法叩击异侧手小臂内外侧经络线上 20 ～ 30 次，每日 2 次，7 天可愈。

注：①可增加神经营养方面的药，如维生素B$_1$。②属于脑部的问题，需要药物治疗。③平时保健：经络保健拍（橡皮球形）拍打手小臂、脚小腿，遇到痛点处要多拍几下，以刺激经络神经使气血产生对流。

3. 小腿肚抽筋

又名腓肠肌痉挛。多数因受寒凉之邪，或脾虚、长期缺乏运动而肌肉慢性萎缩，或血液中长期钙离子减少，致使腿肚肌肉收缩抽搐。

（1）治疗：点按痉挛腿、异侧手臂的臂中穴 2 分钟。

（2）臂中穴：手臂内大陵穴与曲泽穴的 1/2 中点（见图 3-192）。

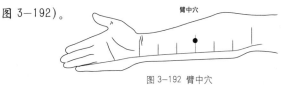

图 3-192 臂中穴

注：当自觉要抽筋时，如左腿抽筋立刻用左手点按右臂中穴，右腿抽筋点按左臂中穴。当抽筋的症状消失后，停止点穴即可，并按揉抽筋的腿肚，放松肌肉。提示：只要小腿肌肉处于紧张状态，就要每日两次按揉臂中穴和按摩腓肠肌，以防止气血不畅或受凉再次抽筋。

4. 膝关节疾病

膝关节是人体股骨和胫骨连接点，在髋、踝关节的共同协作下，人体才能完成走路、跑步等各种动作。由于人体的劳动、活动、运动都离不开它，所以容易劳损、受外伤，又容易受风寒湿邪的侵袭而发病。常见的如膝关节慢性骨关节炎、膝关节内侧副韧带损伤、膝关节半月板损伤等。

1）膝关节慢性骨关节炎

又名膝关节退行性关节炎。是指因年老或其他原因引起的关节软骨的非炎症性、退行性改变，并在关节边缘有骨赘形成，临床可产生膝关节疼痛，活动受限和关节畸形等症状。这种骨质增生有原发性和继发性两种。原发性骨关节炎是随着患者年龄的增长，结缔组织退化，软骨磨损严重，进而侵犯骨质，增生形成骨赘。继发性骨关节病是由创伤、疾病和寒湿邪等因素造成的软骨损伤，日久导致骨关节炎，多发于50岁后，肥胖者较多见。膝关节疼痛会逐渐加重，早晨起床或从坐式站起时疼痛明显，稍微活动后症状可缓解，但活动过度疼痛又会加重。膝关节慢性骨关节炎患者上下楼梯或斜坡时不便、痛加重，活动膝关节时有摩擦声，严重者会有关节肿胀，可引起股四头肌萎缩。

（1）治疗：①用手拍打膝盖股骨内侧外侧至皮肤发红，

掌根按揉髌骨周围,点按内外膝眼,拔伸膝关节,姜汁热敷。②点按异侧手三里穴、同侧膝关节点,以及同侧阳陵泉、阴陵泉、八髎荐椎三角点。

(2)穴位。①手三里穴:曲池穴下 2 寸,阳溪穴与曲池穴连线上(见图 3-193);②膝关节点:手小指背第 1、第 2 节中点处(见图 3-194);③八髎荐椎三角点:第 2 骶椎骨两边 45 度斜线向上点按(图 3-195);④阳陵泉和阴陵泉穴如图 3-102、3-131 所示。

注:①每穴 2 ~ 4 分钟,每日 2 次,按疗程治疗,30 天为一个疗程。②平时保健:经络保健拍拍打膝关节四周和肘关节四周;蹲马步锻炼股四头肌;床上跪双腿膝行走保健。

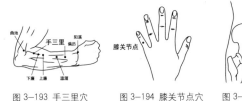

图 3-193 手三里穴   图 3-194 膝关节点穴   图 3-195 八髎荐椎穴

2)膝关节内侧副韧带损伤

是指因暴力打击或重物压迫,使膝关节外翻运动,内侧副韧带发生扭伤或断裂,产生膝内侧疼痛、运动障碍等症状。有的局部疼痛、肿胀,膝关节呈半屈位,主动、被动活动均明显受限。

(1) 治疗：①使患者屈膝 15°～25° 角，用拇指螺纹面顺韧带方向理筋，用拿法拿大腿前股四头肌，大腿后股二头肌、半腱肌、半膜肌，以及小腿三头肌；②点按异侧肘外侧（寻）压痛点；同侧膝关节点内侧（手小指背第 1、第 2 节中），同侧血海、梁丘、阳陵泉、阴陵泉穴。

(2) 穴位：膝关节点、血海、梁丘、阳陵泉、阴陵泉穴如图 3-194、图 3-159、图 3-147、图 3-102、图 3-130 所示。

注：①每穴 2～4 分钟，每日 2 次，按疗程治疗，30 天为一个疗程。②注意休息，减少膝关节走动，利于修复。③平时保健：用手掌按摩内侧副韧带，从大腿内侧到膝至踝来回按摩或拿捏。

附：膝关节内外各有一条副韧带，内侧副韧带起始于股骨内上髁及胫骨体的内侧面，韧带的深层与半月板相连；伸屈时韧带在股骨、内踝上前后滑动。外侧副韧带起始于股骨、外踝，止于腓骨小头外侧面，当膝关节伸直时，韧带拉紧处于紧张状态，有稳定膝关节的作用。副韧带的损伤有完全和部分损伤之分，而且内侧损伤较外侧损伤常见；若暴力强大，与十字韧带损伤或半月板损伤同时发生，则称为膝关节损伤三联症。

3）膝关节半月板损伤

是指关节内半月板遭受碾压、磨损等发生了撕裂损伤或膝关节疼痛、交锁等症状。半月板位于股骨髁与胫骨平台之间的纤维软骨，附着于胫骨内外髁的边缘，分为内侧半月板与外侧半月板两部分。内侧半月板较大，弯如新月，前后宽，左右窄，其后半部分与内侧副韧带相连而固定。外侧半月板较小，呈"O"型，不与外侧副韧带相连，故外侧半月板损伤多见，损伤后股四头肌容易萎缩，大腿可见一粗一细，患者多数局部疼痛，少数肿胀积液。

（1）治疗：①一指禅推按髌骨周围三遍，再做小腿内旋和外旋被动运动；②点按内外膝眼，同侧阳陵泉、阴陵泉，异侧手三里、同侧委中穴，八髎荐椎三角点。

（2）穴位。①内外膝眼：（犊鼻）屈膝髌骨下、髌韧带内外侧凹陷中（见图 3-196）；②阳陵泉、阴陵泉、手三里、委中穴和八髎荐椎三角点如图 3-102、图 3-131、图 3-193、图 3-150、图 3-195 所示。

注：①每穴 2～4 分钟，每日 2 次，按疗程治疗，30 天为一个疗程。②多数半月板

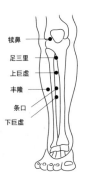

图 3-196 犊鼻穴

损伤推拿效果不佳，可考虑手术治疗。③平时保健：蹲马步锻炼股四头肌。④膝关节容易受风寒湿邪乘虚侵袭肌表经络，以致气血运行不畅，引起肌肉和节的疼痛、酸麻、沉重、屈伸不利和关节肿大等症。治疗中常用阴陵泉、阳陵泉穴。阳陵泉：筋之会穴，清热利湿，舒筋活络，缓急止痛；阴陵泉穴：清湿热，利水湿，消水肿，调水液，助运化。两穴伍用，寒痹、热痹均可。

5. 踝关节扭伤

踝关节由胫骨、腓骨下端关节构成，有内外侧副韧带固定，但可因外力与受伤的姿势不同，其中以踝关节内翻时造成外侧副韧带损伤为多见，踝关节是人体负重力最大的关节，当软组织损伤后容易瘀滞肿胀，关节活动受限。

（1）治疗。①新伤肿痛宜冷敷，24 小时后热敷；24 小时后可以按摩受损伤的四周。②点按异侧内外踝关节点，寻压痛点，内伤找内、外伤找外；点按同

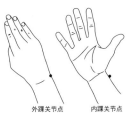

图 3-197 外踝点和内踝点穴

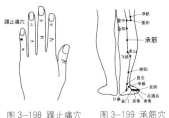

图 3-198 踝止痛穴　　图 3-199 承筋穴

侧小指踝止痛穴；每穴 2 ~ 4 分钟，每天 4 次。③伤筋者加阳陵泉、承筋穴。

(2) 穴位。①内外踝关节点：手腕关节的内外侧（见图 3-197）。②踝止痛穴：小指背第 2、第 3 节中点偏外侧处（见图 3-198）。③承筋：小腿后面，委中与承山连线上，委中穴直下 5 寸（见图 3-199）。④阳陵泉穴如图 3-102 所示。

注：①只要是外力新伤或致肿处，可立即冷敷，如从冰箱里取冷冻制品用毛巾裹着敷在受伤处，使皮下组织遇冷收缩，阻止伤处组织液渗出而肿。②24小时后的按摩手法宜轻柔，不要做被动运动。③重伤者做抬脚叩击脚跟检测，出现痛处，该处是骨伤点。

6. 足跟痛

多数年老体弱或体虚肥胖者，由于足跟骨结节慢性劳损或跖筋膜劳损等因素，站立、行走时对其附着点的牵拉力增大，足跟常发生慢性炎症而底下痛，少数足心痛或足底有紧张感。不能久行，每遇体劳后疼痛加重。

(1)治疗：点按异侧足跟点、同侧足跟止痛穴，找压痛点。

(2)穴位。①足跟点：手掌跟中偏大鱼际处找压痛点（见图 3-200）；②足跟止痛穴：小指第 3 节横纹上（指腹下）（见图 3-201）。

注：①每穴 2 ~ 4 分钟，每日 2 次，按疗程治疗，7 天为一个疗程。

②两脚跟都痛，多数是肾虚加肾俞、太溪、足三里。③平时保健：热水泡脚；遇久行，穿足跟部挖孔厚鞋垫。

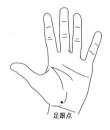

图 3-200 足跟点穴

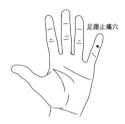

图 3-201 足跟止痛穴

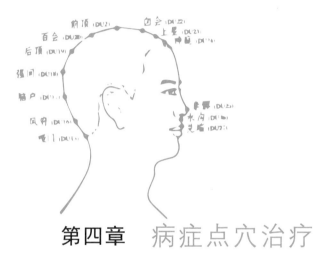

第四章 病症点穴治疗

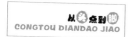

病症点穴治疗

本章没有病因的简述，是作者历经多年实践和教学，提炼出以穴位性能为基础，巧妙运用穴位之间的阴阳、脏腑、表里、开合、升降等关系，通过穴位间的配伍，达到理想的临床应用效果。有些问题，中西医束手无策，经络点穴开阖相济、动静相随、升降相承而事半功倍，起到通经活络、行气开窍、疏风解表、清热退热、通降肠胃、镇静安神、调节全身功能的作用。

一、全身肌肉酸痛

取穴：① 合谷穴：手背第1、第2掌骨中间处，偏桡侧（见图3-7）；② 太冲穴：足背侧，第1跖骨间隙的后方凹陷处（见图3-6）；③ 血海穴：屈膝大腿内侧，髌底内侧端上2寸（见图3-159）；④ 脾俞穴：在背部，当第11胸椎棘突下，旁开1.5寸（见图3-81）；⑤ 大包穴：腋中线直下第6肋间处（见图4-1）。

注：每穴2～4分钟，每日2次，按疗程治疗，20天为一疗程；多吃黄颜色的蔬菜和骨头汤；女性有妇科疾病的加三阴交穴。

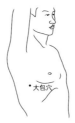

图 4-1 大包穴

二、白细胞减少症（免疫功能低下）

取穴：① 合谷穴：手背第 1、第 2 掌骨间中点桡侧处（见图 3-7）；② 太冲穴：足背侧第 1 跖骨间隙的后方凹陷处（先开四关，合谷补，太冲泻），2～4 分钟（见图 3-6）；③ 华佗夹脊穴：背部，第 1 胸椎棘突至第 5 腰椎棘突下旁开 0.5 寸处，共 17 对；刮痧平补平泻，每周 2 次，4～6 分钟，皮肤红为度（见图 4-2）。

注：需按疗程治疗，每个疗程 30 天，点按穴位每日 1 或 2 次。

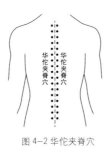

图 4-2 华佗夹脊穴

三、晕厥、暑厥、休克诸症和低血糖昏迷

取穴：① 涌泉穴：足底1/3与2/3交点的中心（见图3-9）；
② 足三里穴：犊鼻穴下3寸（先泻后补）（见图3-27）。

注：除暑厥外，身体虚弱的加气海穴、百会穴（这两穴也宜灸）；
苏醒后喝温开水，低血糖昏迷的人在温开水中放糖。

四、低血压

取穴：① 内关穴：掌腕横纹上二寸（见图3-123）；
② 三阴交穴：内踝尖上3寸（见图3-5）；③ 足三里穴：
犊鼻穴下3寸（见图3-27）；④ 血海穴：髌骨内上缘上2
寸（见图3-159）。

注：按疗程治疗，每个疗程30天，每日二次，每穴2～4分钟；
并结合快走运动，最好在晚饭前1小时，锻炼半小时，以身热微
出汗为度；喝水、洗浴、用餐。

五、血压上下脉压差小于30 mmHg

取穴：①太渊穴：腕横纹之桡侧凹陷处（见图3-132）；
②血海穴：屈膝大腿内侧，髌底内侧端上2寸（见图3-159）；
③合谷穴：手掌背第1、第2掌骨中间处，偏桡侧（见图3-7）；
④太冲穴：足背侧，第1跖骨间隙的后方凹陷处（见图3-6）。

注：每次点穴时，太渊、血海穴各 4～6 分钟，合谷、太冲穴各 2～4 分钟，每日 2 次，按疗程治疗，20 天为一个疗程。多吃黄颜色的蔬菜和补气的食品如枣子，加强运动。脉压差小的因素有多种，如低血压、心律衰弱，甚者主动脉瓣狭窄或心包炎等。

六、多汗症

取穴：①内关穴：腕横纹上 2 寸的中点（见图 3-123）；②三阴交穴：内踝尖上 3 寸（见图 3-5）；③华佗夹脊穴：背部，第 1 胸椎棘突至第 5 腰椎棘突下旁开 0.5 寸处（见图 4-2），刮痧平补平泻，每周 2 次，4～6 分钟，以皮肤红为度。

注：按疗程治疗，每个疗程 30 天，每日 2 次，每穴 2～4 分钟。食物以补脾、肾、肺为好。

七、肝阳上亢

取穴：①劳宫穴：握拳中指达到处是穴（见图 3-78）；②章门穴：曲肘下垂，肘尖到达处是穴（见图 3-77）；③合谷穴：手背第 1、第 2 掌骨中间处，偏桡侧（见图 3-7）；④太冲穴：足背侧，第 1 跖骨间隙的后方凹陷处（见图 3-6）。

注：按疗程治疗，20 天为一个疗程，每日 2 次，每穴 2～4 分钟。

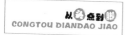

八、全身抽搐，人蜷缩

取穴：① 人中穴：人中沟中线的上、中1/3的交点（见图3—177），点穴2～4分钟；②涌泉穴：足底前1/3与后2/3的交点上（见图3—9），点穴2～4分钟。

注：两穴均能顺接阴阳之气，起到醒脑开窍、回阳救逆、镇静安神、清热降火、平肝熄风之功，故能快速地清除抽搐痉挛的症状。

九、浑身痒

方一取穴：①两耳尖放血，将深色血挤至鲜红（见图3—28)；②膈俞穴：背部，第7胸椎棘突下旁开1.5寸（见图4—3）；③曲池穴：曲肘90度角，肘横纹外侧端（见图3—128）；④血海穴：正坐屈膝，大腿内侧，髌骨内上缘上2寸（见图3—159)；⑤合谷穴：手背第1、第2掌骨中间处，偏桡侧（见图3—7）；⑥足三里穴：小腿前外侧，犊鼻穴下3寸，距胫骨前缘一横指（见图3—27）。

方二取穴：①两耳尖放血，将深色血挤至鲜红（见图3—28)；②风市穴：大腿外侧，人直立垂手，中指尖触到处是穴（见图4—4）；③行间穴：足背侧，当第1、2趾蹼缘后方赤白肉际处（见图3—76)；④三阴交穴：小腿内侧，内踝尖直上 3 寸，在胫骨后缘处（见图 3-5）；⑤屋翳穴：胸部膻中穴上 3.2 寸，前正中线旁开 4 寸处（见图 3-118）；⑥至阴穴：足外侧，足小趾末节外侧，距趾甲根角 0.1 寸（见图 3-49）。

注：每穴 2～4 分钟，每日 2 次，按疗程治疗，7 天为一疗程。方一主治偏血热体质，皮肤干燥或有皮肤病的人；方二主治皮肤过敏的人、易生风疹块的人。饮食清淡，蔬菜为主，荤菜以平性选择，如猪肉、河鱼等；还可补充复合维生素 B 片。

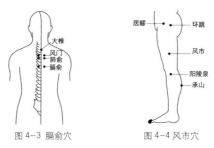

图 4-3 膈俞穴　　　　　图 4-4 风市穴

十、高热不退

取穴：①两耳尖放血，将深色血挤至鲜红（见图 4-28）；②大椎穴：背部后正中线，第 7 颈椎棘突下凹陷处（见图 3-133），拔罐 10 分钟；③曲池穴：曲肘 90 度角，肘横纹外侧端（见图 3-128），点按 2～4 分钟。

注：发病的原因很多，要多喝温开水，退热后可点按曲池、肩井、

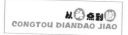

足三里，每穴 2 ～ 4 分钟，每日 2 ～ 3 次。

十一、高血脂

取穴：①丰隆穴：小腿外侧，外踝尖上 8 寸，距胫骨前缘 2 横指（见图 3-35）；②肝俞穴：背部，第 9 胸椎棘突下旁开 1.5 寸处（见图 3-56）；③胆俞穴：背部，第 10 胸椎棘突下旁开 1.5 寸（见图 3-124）；④足三里穴：小腿前外侧，犊鼻穴下 3 寸，距胫骨前缘一横指（见图 3-27）。

注：每穴 2 ～ 4 分钟，每日 2 次，按疗程治疗，30 天为一疗程。高血脂是心脑血管疾病的基础因素，饮食应清淡、蔬菜为主；可常吃洋葱、紫茄、山楂、红曲粉；需要增加运动。

十二、嗜睡

（1）方一取穴：①内庭穴：足背第 2、第 3 趾间，趾蹼缘后 0.5 寸（见图 3-80）；②神门穴：腕部，腕掌横纹尺侧端，尺侧腕屈肌腱的桡侧凹陷处（见图 3-10）；③三阴交穴：小腿内侧，内踝尖直上 3 寸，在胫骨后缘处（见图 3-5）；④关元穴：下腹部，前正中线，脐中下 3 寸（见图 3-25）；⑤阴陵泉穴：膝部内侧，胫骨内侧髁下缘凹陷处（见图 3-131）。

(2) 方二取穴：①通里穴：前臂掌侧，腕部横纹神门穴上1寸（当尺侧腕屈肌腱桡侧缘）（见图3-23）；②大钟穴：足内侧，内踝后下方，太溪穴下0.5寸处稍后（见图4-5）。

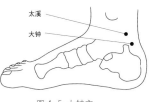

图4-5 大钟穴

注：每穴2～4分钟，每日2次，按疗程治疗，7天为一疗程。嗜睡是老年人常见症，主要是大脑循环不畅而缺少氧气，患者经常倦言、坐靠或看电视而睡，躺倒而醒；方一适宜虚证者，方二适宜实证者。平时保健：梳头，重点梳枕骨后风府、风池、完骨；补充维生素B_6。

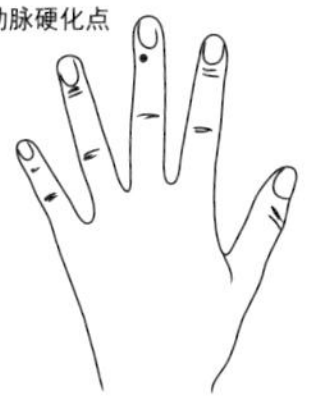

十三、眼白出血

取穴：①脑动脉硬化点：中指背指甲下第2、第3关节外侧是的痛点，用掐法，同侧每次掐6～10分钟，最好边走边按（见图4-6）；②养老穴：前臂外侧，在尺骨小头桡侧边上，与尺骨小头最高点平齐的骨缝处（见图3-184）；③心俞穴：背部，第5胸椎棘突下旁开1.5寸处（见图3-33）；

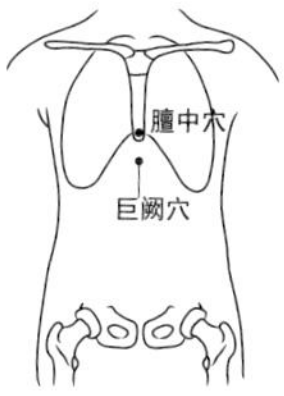

图4-6 脑动脉硬化点

图4-7 巨阙穴

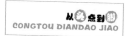

④巨阙穴：上腹部，前正中线，当脐中上 6 寸处（见图 4-7）。

注：每穴 2～4 分钟，每日 2 次，3 天为一疗程。眼白出血多因脑动脉毛细血管破裂、蛛网膜下腔（位于硬脑与眼底之间）出血。平时保健需少油、少盐、少糖，常用热水泡脚并按摩脚趾。

十四、打呼噜

取穴：①合谷穴：手背第 1、第 2 掌骨中间处，偏桡侧（见图 3-7）；②咽喉点：中指第 2、第 3 节的中点处（见图 3-95）。

注：每穴 2～4 分钟，每日 2 次，按疗程治疗，20 天为一疗程。打呼噜看似小问题，但对身体的健康影响大。因为打呼噜可以降低血氧饱和度，出现这些问题，可使血液中的血红蛋白增加，使血液变黏稠，动脉血管为了保证心脑的供应量会加大收缩，久而久之形成了高血压。由于血中含氧量减少，容易产生脑缺氧；由于血黏度高，冠状动脉易缺营养而发生疾病。

十五、咳嗽、气喘和哮喘诸症

取穴：①肺俞穴：背部，第 3 胸椎棘突下旁开 1.5 寸（见图 3-129）；②中府穴：锁骨下 1 寸，前正中线旁开 6 寸云门穴下 1 寸（见图 3-135）；③列缺穴：前臂桡侧缘桡骨茎突上方，腕横纹上 1.5 寸处（见图 3-126）；④足三里穴：犊鼻穴下 3 寸（见图 3-27），先泻后补；⑤俞府穴：胸部，锁骨内端下缘凹陷处，天突穴下 1 寸旁开 2 寸（见图 3-136）。

注：①每穴 2 ~ 4 分钟，每日 2 次，3 天为一疗程；②治疗采用俞募配穴法，疏通表里经，加上土生金，虚中有补，母子同助。具有缓解支气管平滑肌痉挛，改善肺系通气量的作用。③咳嗽因素多，咳无痰用天突穴；痰多用丰隆、周荣穴；痰清者太渊、太白穴；痰浓者尺泽、鱼际穴；补虚用肺俞、足三里穴；消炎使用孔最、膻中穴；久咳不愈者灸肺俞、肾俞、足三里穴。

十六、慢性气管炎

取穴：① 取双手心的右肺穴：在食指与中指基部后约半寸多，偏食指外；②取双手心的气管穴：在中指与无名指基部后约半寸多的中点；③取双手心的左肺穴：在无名指与小指的基部后约半寸多的中点（见图 4-8）。

注：①双手、手背处的外右肺、外气管、外左肺三穴与手掌中的三穴相对应，两手共计 12 个穴，取穴时对拍点按。②再配合脚穴（见图 4-9）、脚心与脚背的 12 个穴，与手心相对应，共计 24 穴。每天点拍 1 或 2 次，15 天为一个疗程，顽固的要治疗 2 个月，每

穴 2～4 分钟，对掐点穴时可揉动。③右肺穴其作用偏重于治咳嗽；气管穴，既有治咳又有治喘的作用；左肺穴偏重于治哮喘。④采取交叉点穴法：先左手到右脚，后右手到左脚，最好是用热水泡手，泡脚后点掐。⑤保健治疗：每年夏天，大暑节气前后 1 周内，约 15～20 天，上午 9～10 时，晒

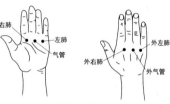

图 4-8 右肺、气管、左肺穴

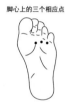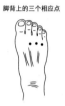

图 4-9 脚心和脚背上的 3 个相应点

后背的肺部（注意：头部不能晒），每次晒至自感汗微出即可，约 30 分钟，这是冬病夏治。⑥哮喘正在发作者，应加止哮穴和肺俞穴，也可以在大椎穴两边拔罐。

十七、腋下肿

取穴：①委阳穴：委中穴旁开 1 寸外侧（见图 3-149）；②天池穴：胸部乳头外 1 寸，前正中线旁开 5 寸，两穴各 2～4 分钟，每日 2 次（见图 3-117）。

注：同侧先点按；异侧的后点按；以感觉好和穴位无痛为度。

十八、腱鞘炎

取穴：手大拇指掌骨腱鞘炎，取异侧足大趾骨对应处找压痛点，4～6分钟，每日2次；其余指类推。

注：①按疗程治疗，以感觉好为度。手部腱鞘炎取异侧脚上相对应点，晚上最好温水泡脚后再点穴刺激，脚部腱鞘炎同样取手部也是异侧。②多因局部软组织疲劳后引起的损伤性炎症，中老年人手部多于腕、踝关节，中医认为筋结或筋聚，此病是因过劳伤筋、经气郁结所致。

十九、心痛

取穴：①内关穴：腕横纹上2寸两筋之间，2～4分钟，每日2次（见图3-123）；②公孙：足内侧足大趾根后3寸，2～4分钟，每日2次（见图3-83）。

注：①内关、公孙穴，主治：胸（包括心）脘（胃脘部）腹痛者，不论虚实均宜选用；胸膈和胃脘痞闷、食欲不振、停食不化、大便不调，证属脾胃不健、气机紊乱、升降功能失调者。②内关穴能疏利三焦，宽胸理气；公孙穴是调气机，扶脾土和冲脉、任脉、理下焦。两穴相合，直通上下、理气健脾、宽中消积之功益彰，所以统治胃、心、胸、腹的一切病症。故心痛者，用内关、公孙穴治疗，诸症一起扫清。

附：①由惊怕引起的痛为注痛；②因大怒及七情之气作痛为气痛；③因瘀血作痛，大便黑（柏油色）为血痛；④因痛有作、有止、喜按，得食稍止为悸痛；⑤因食积作痛，嗳腐吞酸为食痛；⑥停饮作痛时吐清水，或胁下有水声为饮痛；⑦因痛时身体发凉，脉细为冷痛；⑧因身热脉数为热痛；⑨因寄生虫发作的痛为虫痛。

二十、心脏病

包括冠心病、风湿性心脏病、慢性心绞痛、心律不齐［房性期前收缩（房性早搏）、室性早搏］和肥大性心脏病。

取穴：①双手劳宫穴：握拳中指达到处（见图3-78）；②双涌泉穴：足底1/3与2/3交点的中心（见图3-9）；③双内关穴：腕横纹上2寸的中点（见图3-123）；④双三阴交穴：内踝尖上3寸处（见图3-5）。

注：需按疗程治疗，每穴2～4分钟，每日2次，每个疗程30天。

二十一、胃胀与呕吐

取穴：①手胃肠点：食指中线垂直与生命线相交点（见图3-144）；②手中指背中魁穴：掌背中指第1、2节横纹中点（见图4-10）。③足三里穴：膝下3寸，胫骨外一指，共六穴（见图 3-27）。

注：每穴 2~4 分钟，每日 2 次。腹胀呕吐原因多，点穴效果不理想时，加璇玑穴（天突穴下 1 寸）公孙穴和内关穴，餐后 1 小时点穴。

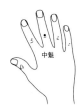

图 4-10 中魁穴

二十二、胃反酸和吐酸

（1）方一取穴：①腹哀穴：大横穴上 3 寸，前正中线旁开 4 寸（见图 4-11）；②商丘穴：内踝前下方凹陷处（见图 4-12）；③足三里穴：膝下 3 寸，胫骨外一指处（见图 3-27）。

（2）方二取穴：①腹哀穴：大横穴上 3 寸，前正中线旁开 4 寸（见图 4-11）；②日月穴：上腹部，脐上 4 寸旁开 4 寸处（见图 4-13）；③胆俞穴：背部，第 10 胸椎棘突下旁开 1.5 寸（见图 3-124）。

注：每穴 2~4 分钟，每日 2 次，7 天为一个疗程。脾胃不好者用方一，肝胆不好者用方二。

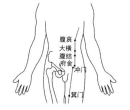

图 4-11 腹哀穴

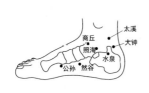

图 4-12 商丘穴

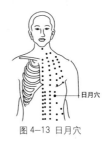

图 4-13 日月穴

二十三、中暑和暑厥

取穴：① 曲泽穴：肘横纹中（见图 4-14），2～4 分钟；② 委中穴：腿部腘窝横纹中点（见图 3-150），2～4 分钟。

注：心里特别难受的加内关、公孙穴；不省人事者先点水沟穴，重症者曲泽、委中穴放血。

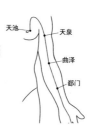

图 4-14 曲泽穴

二十四、晕车和晕船

（1）方一取穴：①曲池穴：在肘横纹外侧端（见图 3-128），2～4 分钟；②中冲穴：手中指末节尖端中央（见图 3-15），2～4 分钟。

（2）方二取穴：①印堂穴：在额部，两眉头中间（见图 3-71），2～4 分钟；②上脘穴：前正中，当脐上 5 寸处

（见图4-15），2～4分钟。

注：方一曲池穴有调和气血、经活络的作用，中冲穴有清心退热的作用。曲池穴主降，中冲穴主升，故能和胃降逆，止呕、除晕之功。方二证属脑胃受累，升降功能失调，浊气上逆的晕车、晕船，最好是在车船开动前点穴。

二十五、手颤和头摇

取穴：少海穴：肘横纹尺侧端与肱骨内上髁之间（见图 3-89）。

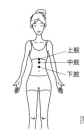

图4-15 上脘穴

注：①少海穴专治肋间神经痛与尺神经痛的要穴，手颤和头摇是人体神经系统缺乏儿茶酚胺、多巴胺物质所致，故同时配合食疗，用绿豆、薏米仁与粳米煮粥或饭，长期吃。②点按少海穴先患侧4～6分钟，再点按异侧少海穴2～4分钟，按疗程治疗，每日2～3次。

二十六、软肋痛（前腰痛）

取穴：小海穴位于肘横纹尺侧端与肱骨外上髁之间（见图4-16），点按2～4分钟，每日2次。

注：小海穴上找压痛点，先按同侧，再按异侧，以好为度。

二十七、腰肾区痉挛痛

如牵制拉牢，产生疼痛或隐痛。

取穴：①天井穴：臂外侧，屈手肘时，肘尖直上 1 寸（见图 3-176）；②委中穴：腘窝中点取穴（见图 3-150）；③养老穴：前臂背面，尺骨小头近端桡侧凹陷中（见图 3-178）；④昆仑穴：足外踝后方（见图 4-17）；⑤手命门穴：同侧小指第 2 节、第 3 节交界的桡侧（见图 3-163）。

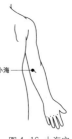

图 4-16 小海穴

注：以上五穴，先点同侧，后点异侧，每穴 2 ～ 4 分钟，每日 2 次。

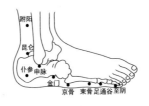

图 4-17 昆仑穴

二十八、坐骨神经痛

取穴：①天井穴：屈肘时，肘尖直上 1 寸（见图 3-176），点按 4 ～ 6 分钟；②委中穴：腘窝中点取穴（见图 3-150），点按 4 ～ 6 分钟；③肩贞穴下：肩贞穴下找压痛点（见

图 3-187），点按 4 ～ 6 分钟；④髋关节点：小指指掌关节
上找压痛点（同侧）（见图 3-186），点按 2 ～ 4 分钟。

注：按疗程治疗，每日 2 次，20 天为一个疗程。

二十九、痔疮

取穴：①承山穴：小腿肚后面正中，出现人字的凹陷
处（见图 4-18）；②长强穴：尾骨尖直下 0.5 寸处（见
图 4-19）；③百会穴：后发际正中上 7 寸（见图 3-3）；④提
肛穴：每日 2 或 3 次，每次 6 ～ 9 回。

注：每穴 2 ～ 4 分钟，每日 2 次，20 天为一个疗程。保持患处清洁，
涂润肤乳；黑鱼、空心菜常吃。

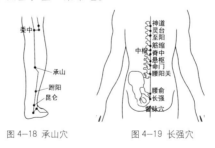

图 4-18 承山穴　　　　图 4-19 长强穴

三十、腘窝痛，走路不便

取穴：上曲泽穴位于曲泽穴上 0.5 寸处（见图 4-20），
异侧肘横纹中上一点找压痛点，每穴 2 ～ 4 分钟，每日 2 次。

注：以好为度，本穴是经验穴。

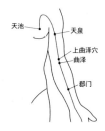

天池　　　天泉

上曲泽穴
曲泽

郄门

图4-20　上曲泽穴

三十一、原因不明的腿脚浮肿

取穴：①三阴交穴：内踝尖上3寸（见图3-5）；②内关穴：腕横纹上2寸的中点（见图3-123）；③足三里穴：膝下3寸胫骨外缘外（见图3-27）；④阴陵泉穴：膝部内侧，胫骨内侧髁下缘凹陷处（见图3-131）；⑤手足命门穴：手足小指第3节与第2节交点的桡侧（见图3-163、图3-164）。

注：以上五穴，每穴2～4分钟，每日2次，按疗程治疗，每个疗程20天。饮食方面：晚餐宜清淡，最好不吃咸，少喝水。平时保健：玉米须、冬瓜皮子、葫芦煮水喝。

第五章 古方今用点穴

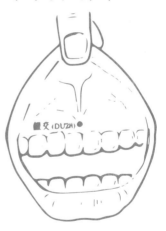

古人认为人与天地相参，与日月相应；天人合一、天人相应的整体观念。"天有宿度，地有经水，人有经脉"，经脉和畅，身体健康；经脉里邪气盛则实，经脉里精气损则虚；故"盛则泻之，虚则补之，热则疾之，寒则留之，陷下则灸之，不盛不虚，以经取之"，达到正气充盈，阴阳调和。如果经络气血阻滞或偏盛，调节平衡、运用经络，用穴如用兵；兵唯不动，动然克敌；医唯不施，施必疗疾；穴唯不点，点必激发气血。下面是古人经验，作者均用点穴，每穴2～4分钟，每日2次，以穴位无阳性（不痛）反应为度；少数加灸。用后天应地灵，收效满意，疗疾强身明显。本篇特点，伍用功效辨析。

一、喜寐

取穴：厉兑、大敦、阴陵泉穴；①厉兑、阴陵泉穴如图3-79、图3-131所示；②大敦：足大趾外侧，拇趾末节外侧，距趾甲角0.1寸（见图5-1）。

注：《针灸资生经》记载，"厉兑、大敦治喜寐"，加上阴陵泉祛湿利水作用，功效增强。

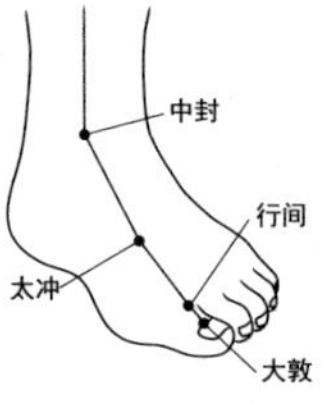

图5-1 大敦穴

二、痴呆、健忘

取穴：神门、百会、涌泉、四神聪、曲池穴。①神门、百会、涌泉、曲池穴如图 3-10、图 3-3、图 3-9、图 3-128 所示。②四神聪：头顶部，当百会穴前后左右各 1 寸处，共四穴（见图 5-2）。

注：《杂病学法歌》记载，"神门专治心痴呆"；《针灸大成》记载"失志、痴呆，神门、鬼眼、百会、鸠尾"。古人认为心藏神、主神；神志病心经治疗，神门原穴，对大脑皮质功能有直接影响；百会健脑宁神，清热开窍；涌泉滋阴益肾，增加肾上腺素分泌；四神聪醒脑开窍，增强感觉恢复；曲池加强全身气血循环；五穴组用功效益彰。

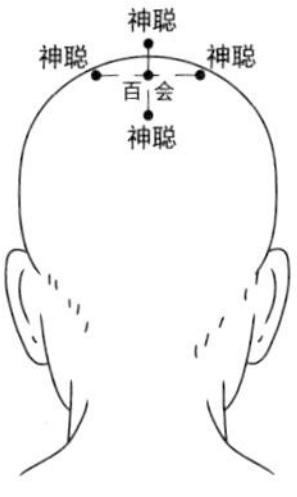

图 5-2 四神聪穴

三、七情郁结不舒（自闭症初始）

取穴：支正、飞扬、合谷、太冲、通里、肝俞穴。①支正穴：前臂背面尺侧，阳谷与小海的连线上，腕背横纹上 5 寸处（见图 5-3）；②飞扬穴：小腿后面，外踝昆仑穴直上 7 寸（见

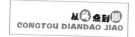

图 5-4）；③合谷、太冲、通里、肝俞穴如图 3-7、图 3-6、图 3-23、图 3-56 所示。

注：《医宗金鉴》记载，"支正主治七情郁结不舒"，支正络穴，与心经交通，故能清心定志；飞扬膀胱经络穴，与肾经交通，肾主志，故能排解情绪压抑；合谷、太冲四关总穴，增强气血循环，通里心经络穴，调心气、通窍络；肝俞补血消瘀，安神定志；六穴组合用神情正常。

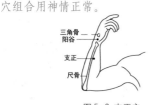

图 5-3 支正穴

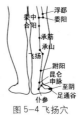

图 5-4 飞扬穴

四、头项强痛

取穴：列缺、外关穴，此两穴分别如图 3-126、图 3-107 所示。

注：《四总穴歌》记载，"头项寻列缺"，加上外关祛风寒表邪，落枕、颈牵强缓解。列缺、外关同侧选穴。

五、鼻塞不闻香臭

取穴：迎香、天府穴，此两穴分别如图 3-70、图 3-74 所示。

注：《玉龙歌》记载，"不闻香臭从何治，迎香两穴可堪攻"，临床上加天府，表里经通畅，宣肺气，散风邪，通鼻窍。

六、口喝、失音、食漏和手足痿躄

取穴：地仓、阳陵泉、下关穴，此三穴分别如图3-45、图3-102、图3-42。

注：《针灸甲乙经》记载，"足缓不收，痿不能行，不能言语，手足痿躄不能行，地仓主之"；《医学入门》记载"地仓主偏风口喝，失音不言，饮食漏落，润动"。临床上加阳陵泉筋会穴，松筋活络，下关通窍，开合口齿枢机。此方是中风后康复的要方。

七、面肿

取穴：中府、间使、合谷、阴陵泉穴。①中府、合谷、阴陵泉穴分别如图 3-135、图 3-7、图 3-131 所示。②间使穴：前臂掌侧，腕横纹正中上 3 寸处（见图 5-5）。

注：《千金要方》记载，"中府、间使、合谷主面腹肿"。临床实践上加阴陵泉，有较好的祛湿利水作用；中府、间使增强心肺的气血，合谷面口收，故能治疗面部肿。

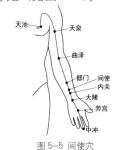

图 5-5 间使穴

八、口面歪斜

取穴：列缺、完骨、牵正、面侧点穴，此四穴分别如图 3-126、图 3-86、图 3-44、图 3-57 所示。

注：《针灸资生经》记载，"列缺、完骨治口面歪"，临床中加牵正、面侧点效果明显。

九、咽喉肿痛

取穴：鱼际、液门、太溪、照海穴，此四穴分别如图 3-92、图 3-93、图 3-65、图 3-94 所示。

注：《百症赋》记载，"鱼际配液门疗喉痛"，临床上咽喉肿痛者多属阴虚，故加太溪、照海穴滋阴。本方可治肺肾热性病症，如舌燥、潮热。

十、喉痹（喉中有物）

取穴：少商、商阳、照海穴。①少商穴：拇指末节桡侧，距指甲角0.1寸处（见图5-6）；②商阳、照海穴如图 3-19、图 3-94 所示。

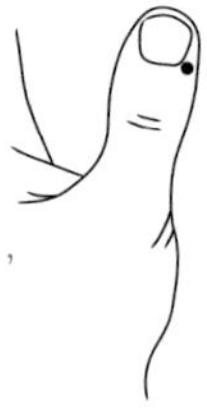

注：《圣济总录》记载，"喉中闭塞刺少商微出血"，加照海滋阴，还治疗失音；少商、商阳三棱针刺微出血。孕妇慎用。

图5-6 少商穴

十一、心悸、怔忡和心痛

取穴：灵道、通里、神门、内关、厥阴俞、神堂穴。①灵道穴：前臂的掌后尺侧，神门穴上1.5寸处（见图5-7）；②通里、神门穴如图3-23、图3-10所示；③内关、厥阴俞穴如图3-123、图3-119所示；④神堂穴：背部，第5胸椎棘突下旁开3寸处（见图5-8）。

注：《千金要方》记载，"灵道主心痛悲恐。"即活血化瘀；通里活血到心肌，神门安神止痛；内关、厥阴俞、神堂勾通表里，宽胸膈，理气安神，六穴伍用，可增强心肌收缩力，减缓心率，调整血管的收缩功能，故能缓急止痛。

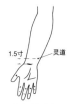

图5-7 灵道穴

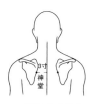

图5-8 神堂穴

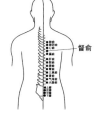

图5-9 督俞穴

十二、胸膜炎、心内膜炎和胸胁痛

取穴：大包、内关、章门、灵道、厥阴俞、膈俞、督俞穴。①大包、内关、章门、灵道、厥阴俞、膈俞如图4-1、图3-123、图3-77、图5-27、图5-8、图4-3所示。②督俞：背部，第6胸椎棘突下旁开1.5寸处（见图5-9）。

注：《神应经》记载，"胸胁中痛取大包"，内关、厥阴俞穴调气血在上焦，有活血宽胸理气之功，灵道、膈俞、督俞穴均通经活络、益气血，祛邪、化瘀、安神；章门脏会穴，疏肝理气，活血化瘀；七穴组用，消炎止痛作用增强。

十三、热病汗不出

取穴：上髎、孔最、外关穴。①上髎穴：腰骶部第1骶骨孔，髂骨下3寸，后正中线旁开0.5寸处（见图5-10）；②孔最、外关穴见图3-142、图3-107。

注：《针灸甲乙经》记载，"热病汗不出，上髎、孔最主之"，临床上加外关穴解表增强疗效。

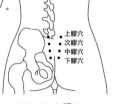

图 5-10 上髎穴

十四、少汗和多汗

取穴：合谷、复溜、三阴交、足三里穴。①复溜穴：足内侧，太溪穴直上2寸处（见图5-11）；②合谷、三阴交、足三里穴如图3-7、图3-5、图3-27所示。

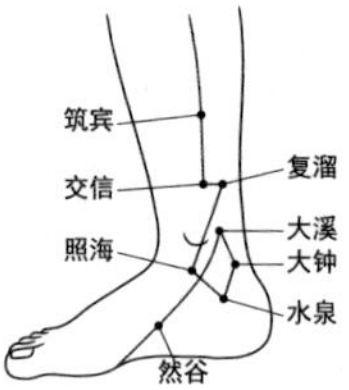

注：《针灸大成》记载，"少汗先补合谷，次泻复溜，多汗先泻合谷，次补复溜"，临床上加

图 5-11 复溜穴

三阴交、足三里穴,调节肝、脾、肾功能,增强气血循环而达到平衡。

十五、盗汗

取穴:阴郄、后溪、复溜、合谷穴。①阴郄穴:前臂掌侧的尺侧,腕横纹上0.5寸处(见图5-12);②后溪、复溜、合谷穴如图3-62、图5-11、图3-7所示。

注:《百症赋》记载,"阴郄、后溪,治盗汗之多出"。加上复溜补、合谷泻,四穴伍用增强气血到体表而汗止。

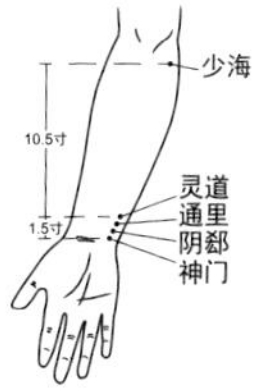

图5-12 阴郄穴

十六、全身肌肉痛和四肢无力

取穴:大包、足三里、脾俞穴,此三穴分别如图4-1、图3-27、图3-81所示。

注:《针灸甲乙经》记载,"实则一身尽痛,虚则百脉皆纵,取大包",加上足三里、脾俞穴均是增强气血运化,使阳气到皮下腠理间。肌肉痛、四肢无力皆消。

十七、全身骨痛

取穴:上巨虚(灸七十壮)穴,如图3-155所示。

注:《千金要方》"骨髓冷疼痛,灸上廉七十壮"。上廉即是上巨虚穴,

可以长期点按，实践中加大杼、绝骨穴，收效更佳。

十八、皮肤瘙痒

如：湿疹、荨麻疹、阴痒、过敏。

取穴：血海、曲池、阴陵泉穴，此三穴分别如图 3-159、图 3-128、图 3-131 所示。

注：《胜玉歌》记载，"血海主治诸血疾，兼治诸疮病自轻"，加上曲池活全身气血，阴陵泉祛湿利水，三穴伍用祛痒之功益彰。阴部痒加蠡沟穴。

十九、手臂麻、手颤和手挛

取穴：少海、手三里穴，此两穴分别如图 3-89、图 3-193 所示。

注：《席弘赋》记载，"心疼手颤少海间"；《百症赋》"且如两臂顽麻，少海就傍于三里"。两穴可调节尺桡神经，效果良好。

二十、乳汁少

取穴：膻中、少泽、太白、天宗穴，此三穴分别如图 3-139、图 3-18、图 3-108 所示。

注：《杂病学法歌》"无乳膻中、少泽烧"。""烧有灸之意；太白

脾经原穴，增强营养运化；天宗亦是，而且理气消肿；此方效果
明显。

二十一、乳痈

取穴：梁丘、地五会穴。地五会穴：足背外侧，
第 4、第 5 趾跖骨骨缝间，足临泣穴前 0.5 寸（见图 5-13）；
梁丘穴如图 3-147 所示。

注：《针灸资生经》记载，"梁丘、地五会治乳
痈"。穴取异侧，临床上加乳根、肩井（同侧
取穴）效果好。

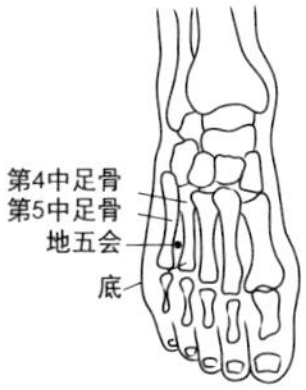

图 5-13 地五会穴

二十二、乳蛾

取穴：少商、天池穴，此两穴如图 5-6、3-117 所示。

注：《玉龙歌》记载，"乳蛾刺少商出血"，加天池消瘀散结，疗
效明显。少商三棱针刺出血。

二十三、脾冷胃痛

取穴：公孙、足三里穴，此两穴如图 3-83、图
3-27 所示。

注：《标幽赋》记载"脾冷胃痛，泻公孙而立愈"，加上足三里健

脾和胃，活血祛寒，胃痛易除。

二十四、腹胀、肠鸣

取穴：下脘、陷谷、公孙穴。①下脘穴：上腹部，前正中线上，脐上2寸处（见图5-14）；②陷谷穴：足背第2、3跖骨接合部前方凹陷处（见图5-15）；③公孙穴如图3-83所示。

注：《百症赋》记载，"腹胀、肠鸣，下脘、陷谷能平"，加上公孙调脾胃、理下焦，腹胀、肠鸣自然能清。

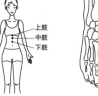

图5-14 下脘穴　　图5-15 陷谷穴

二十五、完谷不化和消化不良

取穴：梁门、足三里穴。梁门穴：上腹部，脐上4寸，中脘穴旁开2寸（见图5-16）；足三里穴如图3-27所示。

注：《针灸大成》记载，"梁门主胁下积气，饮食不思，大肠滑泄，完谷不化"。足三里增强脾胃功能，增强气血循环，两穴互补，效果明显。

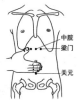

图5-16 梁门穴

二十六、月事不来和面黄干呕

取穴：曲池、支沟、足三里、三阴交穴，此四穴分别如图 3-128、图 3-121、图 3-27、图 3-5 所示。

注:《针灸大成》记载,"女子月事不来,面黄干呕,妊娠不成,曲池、支沟、足三里、三阴交"。曲池、足三里活全身气血,支沟手少阳三焦经,气行身侧,功在散瘀,三阴交调节肝脾肾功能。四穴伍用,功效全身实在,身体虚实者均可使用。

二十七、月事过时不止

取穴:隐白、三阴交穴,此两穴如图 3-69、图 3-5 所示。

注:《神应经》记载,"隐白,月事过时不止刺之立愈",加上三阴交通气滞,调血室,疏下焦,其效更著。

二十八、月经不调(痛经)

取穴:地机、血海、三阴交穴。地机穴:小腿内侧,阴陵泉穴下 3 寸,胫骨后缘(见图 5-17);
血海、三阴交穴如图 3-159、图 3-5 所示。

注:《百症赋》记载,"妇人月经常改,自有地机、血海",加上三阴交通气滞,调血室,疏下焦,效果明显。血证者可加隐白、膈俞穴。

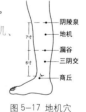

图 5-17 地机穴

二十九、月经不调(经血过多)

取穴:通里、行间、三阴交穴,此三穴分别如图 3-23、

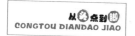

图3-76、图3-5所示。

注:《针灸大成》记载,"经血过多,通里、行间、三阴交"。通里心经络穴,主人一身之血脉;行间为肝经荥穴,清热凉血,理气熄风;三阴交通气滞,调血室,疏下焦,三穴伍用气血调和,屡收良效。

三十、腹水肿、腹痛和小便不利

取穴:偏历、阴陵泉灸、水泉、三阴交灸穴。偏历、阴陵泉、三阴交穴如图3-24、图3-131、图3-5;水泉穴:足内侧,内踝后下方,太溪穴直下1寸处(见图5-18)。

注:《标幽赋》记载,"刺偏历利小便,医大人水蛊",《千金翼方》记载,"水肿不得卧,灸阴陵泉百壮",临床上加水泉穴、疏泄下焦气机,三阴交调节肝脾肾功能,水肿自消、小便利。

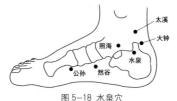

图5-18 水泉穴

三十一、女子疝瘕

取穴:阴陵泉、三阴交、太冲穴,此三穴分别如图3-131、图3-5、图3-6所示。

注:《外台秘要》记载,"阴陵泉主女子疝瘕",三阴交调理下焦、调节肝脾肾功能,太冲穴祛湿热、升血行气;三穴伍用行气活血、下焦安泰。疝:小肠串气止作无时、痛剧;瘕:肚子里结块的病。

三十二、淋病(膏淋、石淋、劳淋、气淋、血淋)

取穴:血海、至阴、三阴交、阴陵泉、列缺穴,此五穴分别如图 3-159、图 3-49、图 3-5、图 3-131、图 3-126 所示。

注:《杂病学法歌》记载,"五淋血海通男女",至阴穴活血于膀胱括约肌;三阴交穴通气滞,疏下焦,调节肝脾肾功能;阴陵泉祛湿利水助运化;列缺穴通任脉降气至膀胱。五穴合用,增强治疗效应。

三十三、小便黄赤和小便难

取穴:下廉、上廉、然谷穴。①下廉穴:前臂桡侧,曲池穴下 4 寸(阳溪与曲池穴连线上);②上廉穴:前臂桡侧,曲池穴下 3 寸(见图 5-19);然谷穴:足内侧,足舟骨粗隆下方,赤白肉际处(见图 5-20)。

注:《针灸甲乙经》记载,"溺黄下廉主之",又"小便难,清热利尿上廉配然谷";然谷肾经荥穴,清热祛虚火、理下焦功效强。

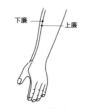

图 5-19 下廉和上廉穴

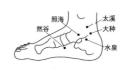

图 5-20 然谷穴

三十四、小便不利

取穴：少府、足三里、三阴交、委阳、利尿点（前列腺点）穴。①少府：手掌面第 4、5 掌骨之间，握拳时当小指尖内（见图 5-21）。②足三里、三阴交、委阳、利尿点如图 3-27、图 3-5、图 3-149、图 3-171。

注：《千金言》记载，"少府、三里，主小便不利、癃"。少府心经荥穴，

功在清心泻火；足三里疏通经络，化积导滞；

三阴交通气滞，疏下焦；委阳利尿消炎；利

尿点增强膀胱收缩压；五穴合用而通其便。

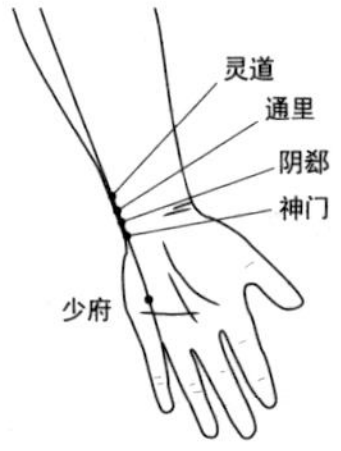

三十五、大便难下

取穴：大都、便秘点穴，此两穴分

别如图 3-157、3-158 所示。

图 5-21 少府穴

注：《医宗金鉴》记载，"大都治大便难"。加上便秘点增强肠道

蠕动，宣导通便快捷。

三十六、痔疮

取穴：孔最、承山、长强穴，孔最如图 3-142、图 4-18、图 4-19 所示。

注：《百症赋》记载，"刺长强于承山，善主肠风新下血"，加上孔最郄穴，主治各种出血症，肺又与大肠相表里，疗痔疮自然见效。

三十七、膝肿

取穴：尺泽、手三里穴，此两穴分别如图 3-134、图 3-193 所示。

注：《肘后歌》记载，"尺泽能舒筋骨痛，鹤膝肿痛尺泽松"，加手三里活血化瘀力更强。穴取异侧。

三十八、足心痛

取穴：经渠、劳宫穴。经渠穴：前臂与掌面桡侧，桡骨茎突与桡动脉之间凹陷处（见图5-22）；劳宫穴如图 3-78 所示。

注：《针灸资生经》记载，"经渠治足心痛"，

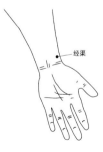

图 5-22 经渠穴

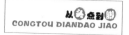

临床上加劳宫穴对应神经根受到激发而效果明显，穴取异侧。

附：五脏虚弱的平时保健

1. 心脏

（1）治疗：拍打两手心包经和心经，每日 1 次。拍打两手肘弯（峨眉山拍打功：二轻一重一摸，拍打次数不要超过年龄，半年 1 次）。心火旺盛者常捏手心：捏劳宫、少府穴，可加太冲穴。

（2）开膏肓保健：人站立两腿分开齐肩宽，腿膝微屈，两手臂抬起，肘腕掌均屈，手指背轻贴上胸，有意识、最大幅度地以肩为轴心匀速划圆 36 次，并结合均匀呼吸。每日一次。

（3）穴位保健：内关、神门、灵道、厥阴俞、心俞、太白穴。每穴 2～4 分钟，每日 1 次。

注：夏天及四季中餐吃红色食物；午休 30～60 分钟；冬、春宜食用红枣、桂圆、百合。

2. 肝脏

（1）治疗：敲打胆经，大腿外侧裤缝胆经叩打，风市、阳陵泉、光明穴处重点拍打，每日一遍。

（2）开四门保健：按摩期门到章门 20～30 次，双手掌根吸附在期门穴向后稍用力、回不用力，每日一遍。肝火旺盛者犁脚丫保健：两脚用拇指偏锋从太冲穴指推到行间穴，稍用力 10 ～ 20 次，每日一遍。

（3）穴位保健：章门、太冲、太溪、肝俞、胆俞、阳陵泉穴。每穴 2 ～ 4 分钟，每日 1 次。

注：春天及四季三餐宜吃绿色蔬菜，菜不宜过熟。春天青汁是养肝的佳品。

3．脾脏

（1）治疗：按摩脚内侧、小腿内侧的脾经，侧重太白到公孙，三阴交到漏谷，地机到阴陵泉；每日 1 次。

（2）摩腹保健：逆时针从脐部摩腹渐大，36 圈到腹外缘最大，顺时针 24 圈从腹外缘最大回到脐部 2 次；每日一遍。脾虚面黄、舌胖有齿痕者早晨撞后背（可用保健皮锤敲打）：早晨或上午撞后背脾胃俞 20 次左右，轻撞不宜重；下午不可撞。按揉大包，叩击足三里各 20 次左右，每日 1 次，任何时间可做。

（3）穴位保健：大包、太白、三阴交、中脘、足三里、脾俞、胃俞穴。每穴 2 ～ 4 分钟，每日 1 次。

注：四季三餐宜黄色蔬菜，黄色水果，但忌甜食过量；有时可补点苦味，如夏季。

4 肺脏

(1) 叩击肺经与大肠经，从天府到鱼际，再从阳溪到肩髃；侧重列缺、孔最、阳溪、偏历；每日 1 次。

(2) 晨撞膀胱经保健（可用保健皮锤敲打）：早晨或上午撞后背肺俞、厥阴俞、心俞 20 次左右，轻撞不宜重；下午不可撞或晨练深呼吸保健：用鼻子慢慢地吸气至腹起，用口慢慢地呼气至腹瘪 36 次。

(3) 穴位保健：中府、太渊、肺俞、厥阴俞、足三里穴。每穴 2～4 分钟，每日 1 次。

注：秋天及四季早餐宜食白色食物，鲜山药是润肺佳品。

5. 肾脏

(1) 擦腰部肾俞、命门，横擦竖擦皆可以，一般肾阴虚横擦的多，肾阳虚竖擦的多，但需腰部皮下组织有热感为度，每日一次。

(2) 拍打脚底涌泉保健：热水泡脚后，用保健皮锤拍打，以脚底发热为度。做风摆柳保健操：人站立两腿分开齐肩宽，腿膝微屈，转动腰部连上身及头部，腰动腿不动，转动时（向左）右手垂下手掌向前随腰部向前摆动，左手垂下手掌向后随腰部向后摆动；再向右转动，左手垂下手掌向前随腰部向前摆动，右手垂下手掌向后随腰部向后摆动，共 36 次为一遍。

（3）穴位保健：太溪、肾俞、关元、京门、飞扬、支
正穴，每穴 2 ～ 4 分钟，每日 1 次。

注：冬天及四季晚餐宜食黑色食物；冬季多吃温性的食品；补肾
中补钙是重要的环节。

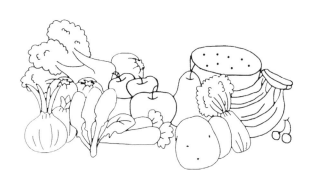

总　结

　　保健就是养生。养生，是生活快乐中的重点部分，不懂养生，再治疗也难以长寿。有人说，我不知道怎样养生和保健，不知道哪些部位是重点保健部位。告诉你，只要是人体全息的部位，均是保健的重要之处。

　　如手部：拍手保健，互叩指尖、桡侧、尺侧、掌根。

　　如脚部：泡脚，按摩脚底、脚趾、擦涌泉、拍打脚底。

　　如耳部：按摩耳朵、贴耳穴。

　　如舌部：咬舌、伸舌、用舌洗口腔。

　　如头部：梳头、摩面、手抓头、刮板刮头、按摩枕骨下。

　　如腹部：摩腹、振腹、灸肚脐。

　　如背部：按摩、刮痧、拍打、轻撞击。这几处均是全身性的综合保健，贵在坚持。

　　有的放矢的保健：如胸前痛和乳痛，点按脚背；背后酸痛及腰痛，点按手背；头部各处痛，点按脚趾；四肢各处痛，点按手指；脘腹痛，点按胫骨外侧；妇科痛，点按胫骨内侧。

体虚者：如语音低、易疲劳、脾胃虚、常感冒，关元、气海、足三里穴（可灸）。体实者：如声音高、身体热、腹部胀、常烦躁，合谷、太冲、三阴交穴。

阳虚者：如四肢不温大便溏，趺阳、命门、昆仑穴。

阴虚者：如五心烦热小便黄，三阴交、志室、太溪穴。

做以上保健时有痛点（阳性反应），应重点或延时点按保健。

保健原则：小儿保健摩捏脊背，老人保健温暖双脚；妇人保健重在心情，男人保健坚持运动。

保健三招：会吃、会动、心情好。

会吃：饮食中的五色、五味、五性与自己的体质相结合。五色可以多吃，五味不可以多吃，因为五色、五味入五脏；食物五性需与体质寒、热、虚、实相合的多吃，不相合的少吃或不吃，因为温性的食物适宜寒性、阳虚的体质，凉性的食物适宜热性、阴虚的体质。

会动：点穴、按摩、拍打、走、跑、舞、拳均属于动；但要找到适合自己的运动方法，活动后感觉轻松、吃得香、睡得熟、拉得出，自己也舒服。如果把身体比喻钢琴，会动，动得巧，才会弹出美妙的音乐。

心情好：情志是健康的主要因素之一；心情好，人体气血生发、运化正常，阴阳平衡；如果长期心情不好，必然气滞血瘀。特别是女性，心情不好对健康影响更大。当

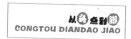

笑容从心里涌出，又和心情好的人常在一起，你自然会健康。

最后一句话：愿您健康，今天比昨天好，明天会更好。